AF300572

*Für Varvara
die Schwester eines lieben Freundes,
deren Leben gerade
aus den Fugen gerät*

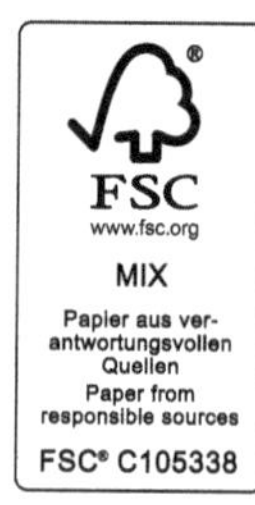

Bibliografische Information der Deutschen Nationalbibliothek: Die Deutsche Nationalbibliothek verzeichnet diese Publikation in der Deutschen Nationalbibliografie; detaillierte bibliografische Daten sind im Internet über dnb.dnb.de abrufbar.

MARKUS WELLER

Aus der Tiefe wächst das Morgen

Ein Trostbuch

Inhalt

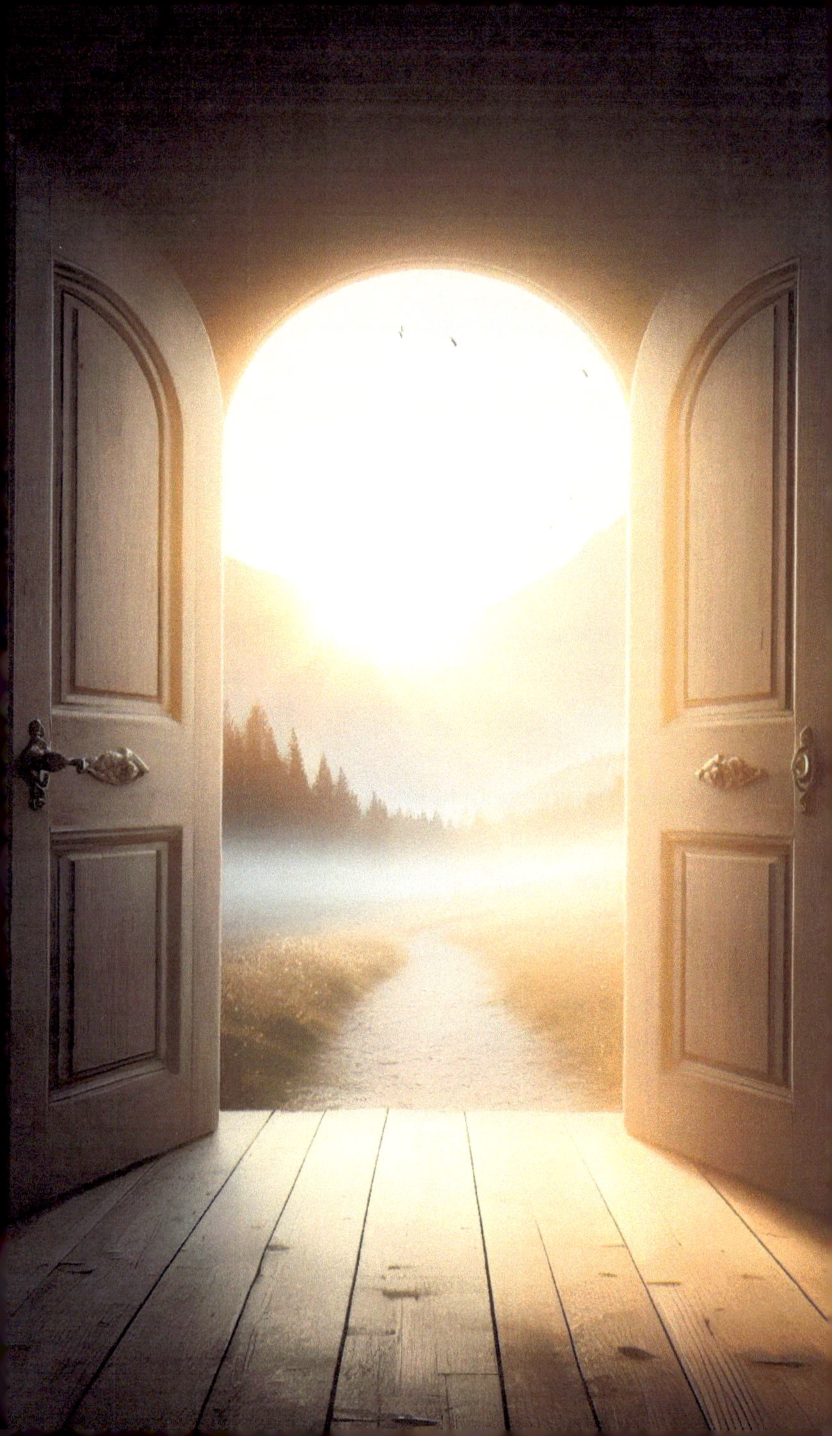

Ein stilles Wort zu Beginn

Wenn Worte schwerfallen und das Herz schweigt, braucht es manchmal keine laute Antwort, sondern nur ein stilles Dasein. Dieses Buch will kein Ratgeber sein, kein Lösungsbuch, kein Wegweiser mit festen Regeln. Es ist ein Begleiter – nicht mehr, aber vielleicht auch nicht weniger. Es tritt an deine Seite in einer Zeit, in der vieles zu viel ist und anderes zu fehlen scheint. In der Menschen sprechen und du nichts sagen willst. In der Ratschläge wie Steine auf der Brust liegen und selbst der Trost in wohlmeinenden Worten an dir vorbeifließt, als wären sie nicht für dich bestimmt.

Dieses Buch will nicht erklären. Es will dich nicht überzeugen, nichts von dir fordern. Es ist da, wie eine kleine Flamme, die nicht wärmt, aber erinnert, dass es Wärme gibt. Vielleicht ist da ein Teil in dir, der sich nach Ruhe sehnt – nach einem Gedanken, der nicht laut ist, sondern weich. Nach einem Gefühl, das nicht überwältigt, sondern trägt. Genau diesem Teil ist dieses Buch gewidmet. Es spricht nicht die lauten Stimmen in deinem Kopf an, nicht die, die alles ordnen oder kontrollieren wollen. Es spricht die leise Stimme an, die darunter liegt – die, die weiß, dass auch Dunkelheit ein Teil des Weges ist. Und dass es nicht darum geht, sie zu besiegen, sondern ihr zu begegnen.

Vielleicht bist du gerade in einem Abschnitt deines Lebens, in dem du dich fremd fühlst in der Welt. Vielleicht hast du etwas verloren, das dir Halt gegeben hat. Vielleicht stehst du an einem Punkt, an dem du nicht weißt, wie es weitergeht. Und vielleicht stellst du dir Fragen, auf die es keine klaren Antworten gibt. Dieses Buch wird sie dir nicht geben – aber es kann dich daran erinnern, dass es nicht immer Antworten braucht. Manchmal genügt es, einen Raum zu öffnen, in dem du still sein darfst. Ohne Druck. Ohne Richtung. Einfach so.

Denn da ist in dir etwas, das mehr weiß als dein Verstand. Etwas, das nicht laut denkt, sondern still fühlt. Etwas, das nicht erklärt, sondern versteht. In diesem Etwas liegt eine Weisheit, die dich tragen kann – auch wenn alles andere zu wanken scheint. Dieses Buch ist ein Versuch, dich in Kontakt mit diesem inneren Wissen zu bringen. Nicht durch Lehren, sondern durch Bilder. Nicht durch Dogmen, sondern durch Erinnerung.

Wenn du magst, beginne mit einem tiefen Atemzug. Nicht, weil er etwas ändert. Sondern weil er dich für einen Moment mit dir selbst verbindet. Vielleicht wirst du beim Lesen spüren, dass du nicht allein bist. Nicht, weil jemand neben dir sitzt, sondern weil du erkennst: Es gibt in allem, was lebt, eine Strömung, die trägt. Auch dich. Gerade dich. Und vielleicht ist das genug für den ersten Schritt.

Dieses Buch ist kein Ziel. Es ist ein Pfad, der sich mit jedem Umblättern weiter entfaltet. Du musst ihn nicht in einem Zug gehen. Geh ihn in deinem Tempo. Pausiere, wo du möchtest. Kehre zurück, wenn dir danach ist. Und vergiss nicht: Auch wenn du es nicht spürst – du gehst nicht allein. Manche Wege sind still. Aber es sind dennoch Wege, die dich führen.

Und so sage ich Dir: „Willkommen!". Willkommen auf deinem Weg des Trostes. Möge er Dir Erleichterung und Hoffnung bringen, da, wo Du sie brauchst.

Dein Markus

Übung „Das leise Schreiben"

Diese Übung ist eine Einladung, dem eigenen Inneren in stiller, urteilsfreier Weise zu begegnen. Es geht nicht darum, etwas „Schönes" oder „Sinnvolles" zu schreiben, sondern vielmehr darum, Worte fließen zu lassen, wie sie kommen – als Zeichen dessen, was in dir lebt, ohne dass du es analysierst oder veränderst. Es ist ein Moment der Verbundenheit mit dir selbst, ganz still und geschützt.

Was du brauchst:
- Einen ruhigen Ort, an dem du ungestört bist
- Ein Blatt Papier (idealerweise handschriftlich, kein digitales Gerät)
- Einen Stift, den du gern in der Hand hältst

Die Anleitung

1. Zur Ruhe kommen
Setze dich an einen ruhigen Platz, lege das Papier vor dich und halte den Stift bereit. Wenn du möchtest, zünde eine kleine Kerze an – als Zeichen dafür, dass du dir selbst nun einen bewussten Moment schenkst. Schließe für einen Moment die Augen. Atme tief ein und aus. Spüre, wie du in diesem Moment ganz bei dir ankommst.

2. Die innere Tür öffnen

Stelle dir nun vor, dass in dir ein stiller Raum existiert – ein Ort jenseits von Lautstärke, Hektik und Anforderungen. Dort wohnt alles, was dich gerade bewegt: Gedanken, Gefühle, Erinnerungen, vielleicht auch eine tiefe Stille. Sage dir innerlich: „Ich erlaube allem, da zu sein."

3. Beginne zu schreiben

Öffne die Augen. Setze deinen Stift auf das Papier – und schreibe einfach. Ohne Plan, ohne Ziel. Du kannst mit einem Wort beginnen, einem Satz, einem Bild, das in dir aufsteigt. Schreibe ohne nachzudenken. Es gibt kein „richtig" oder „falsch". Du darfst in der Ich-Form schreiben oder ganz frei. Wenn dir nichts einfällt, dann schreibe: „Ich weiß nicht, was ich schreiben soll…" und beobachte, was danach kommt.

4. Halte den Fluss

Schreibe mindestens fünf Minuten, gerne auch länger. Versuche in dieser Zeit, nicht abzusetzen oder zu überlegen. Lasse deinen Stift die Gedanken führen – als würden deine Hände das sprechen, wofür dein Kopf keine Worte findet.

5. Beende das Schreiben bewusst

Wenn du spürst, dass dein Inneres ruhiger wird oder dass deine Hand von selbst innehält, lege den Stift behutsam zur Seite. Schließe erneut kurz die Augen.

Atme tief ein. Nimm wahr, wie du dich jetzt fühlst – ohne zu bewerten.

6. Das Geschriebene ruhen lassen

Lies den Text nicht sofort. Falte das Blatt zusammen oder lege es unter ein Buch. Es geht nicht darum, was dort steht, sondern darum, dass du dich geöffnet hast. Vielleicht wirst du es nie lesen – das ist in Ordnung. Vielleicht wirst du es später in die Hand nehmen und erkennen, dass es ein stiller Zeuge deines inneren Weges war.

Abschluss

Diese Übung kannst du täglich wiederholen oder immer dann, wenn du das Gefühl hast, von dir selbst entfernt zu sein. Sie ist wie ein leiser Pfad zurück zu deiner inneren Strömung – zu jenem Ort, wo Worte nicht lauter sind als das Gefühl, gehört zu werden.

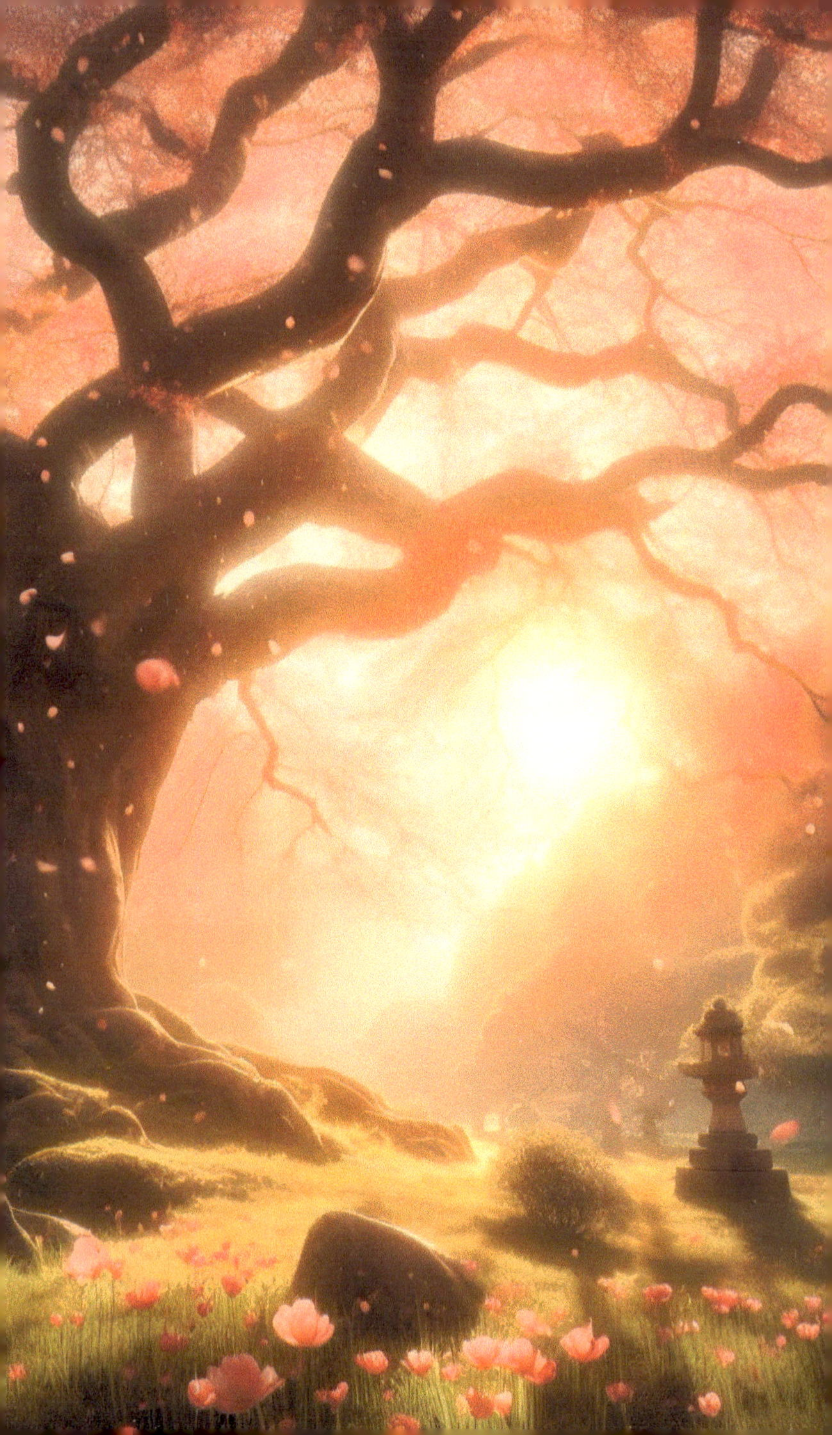

Wenn alles zerfällt

Wenn alles zerfällt, ist es, als würde das eigene Leben zu Sand werden, der einem durch die Finger rinnt – je fester man ihn zu halten versucht, desto schneller scheint er zu entgleiten. Was eben noch Form hatte, zerfällt in ungreifbare Fragmente. Sicherheiten lösen sich auf wie Nebel in der Morgensonne, und was zurückbleibt, ist oft nicht das Licht, sondern ein gleißender Schmerz, der blendet, statt zu wärmen. Es gibt Momente, in denen das Vertraute sich fremd anfühlt, in denen selbst der eigene Name hohl klingt, als gehöre er jemand anderem. Zeiten, in denen man aufwacht und nicht weiß, wo oben und unten ist – nur, dass alles schwer ist. Schwer und leer.

Angst, Schmerz, innere Leere – das sind keine Fehler im System, keine Störungen, die repariert werden müssen. Es sind Stimmen aus den tiefsten Räumen unseres Seins, die gehört werden wollen. Nicht, um analysiert oder wegerklärt zu werden, sondern um da sein zu dürfen. Sie sind wie dunkle Wasser, die uns in die Tiefe ziehen, nicht um uns zu ertränken, sondern um uns zu zeigen, was dort unten verborgen liegt. Denn in diesen Tiefen ruht nicht nur der Schmerz, sondern auch eine Wahrheit über uns selbst, die sich an der Oberfläche nicht offenbart.

Wenn die Kontrolle schwindet, wenn wir nicht mehr lenken, planen, festhalten können – dann zeigt sich, wie sehr wir uns an das Bild eines geordneten Lebens geklammert haben. Doch das Leben ist kein geradliniger Strom. Es ist wild, ungezähmt, voller Strudel, ruhiger Buchten und plötzlicher Wendungen. Der Kontrollverlust ist kein Feind – er ist ein Spiegel, der uns zeigt, wie wenig wir wirklich in der Hand haben. Und wie viel sich gerade in diesem Nichtwissen entfalten kann.

Es ist in Ordnung, wenn du nichts mehr fühlst. Es ist in Ordnung, wenn du zu viel fühlst. Es ist in Ordnung, wenn du Angst hast, nicht weiterweißt, dich verloren fühlst. Der Versuch, diese Zustände wegzumachen, sie zu reparieren, führt oft nur tiefer in die Verzweiflung. Was heilt, ist nicht das Verdrängen, sondern das Daseinlassen. Nicht als Kapitulation, sondern als ein Akt tiefen Respekts gegenüber dem, was in dir lebt – selbst wenn es dunkel ist.

Vielleicht ist der Schmerz kein Hindernis auf deinem Weg, sondern der Weg selbst. Vielleicht ist die Angst nicht das Gegenteil von Vertrauen, sondern der Punkt, an dem echtes Vertrauen geboren wird. Vielleicht ist die Leere nicht das Fehlen von Sinn, sondern der Raum, in dem ein neuer Sinn entstehen kann – nicht von außen gegeben, sondern aus deinem Innersten geboren.

Wenn alles zerfällt, entsteht ein Moment der Wahrheit. Nicht die Wahrheit, die sich in Worten fassen oder mit dem Verstand begreifen lässt, sondern eine tiefere, stillere Wahrheit, die dich nicht fordert, sondern umfängt. Wie ein Mantel aus Nachtlicht legt sie sich um deine Schultern, wärmt nicht durch Erklärungen, sondern durch Nähe. Sie ist nicht laut, nicht tröstend im üblichen Sinn – aber sie bleibt. Auch wenn deine Gedanken kreisen wie Vögel, die kein Nest mehr finden. Auch wenn der Glaube, den du einst hattest, bröckelt wie altes Gestein. Auch wenn du dich im Spiegel nicht mehr erkennst, weil die Person, die dir dort begegnet, nicht mehr dieselbe zu sein scheint wie früher.

Diese Wahrheit ist nicht etwas, das man besitzt, sondern etwas, dem man begegnet. Sie wohnt nicht in einem bestimmten Gedanken, einer bestimmten Überzeugung oder Weltanschauung, sondern im Raum zwischen den Worten – dort, wo du innehältst, atmest und einfach bist. Wenn der Boden unter dir sich auflöst, lädt dich etwas Unsichtbares ein, nicht zu fallen, sondern dich tragen zu lassen. Nicht von außen, sondern von einer Kraft, die in dir ruht, auch wenn du sie gerade nicht spürst. Sie ist älter als dein Schmerz, tiefer als deine Fragen und sanfter als deine Angst.

Vielleicht ist es genau dieser Moment, in dem sich eine neue Bewegung in dir ankündigt.

Keine große Geste, kein erleuchteter Gedanke –
nur ein leises inneres Nicken. Ein kaum merkliches
Fließen, das sagt: „Ich bin noch da." Und dieses
„Ich" ist nicht das Ich der Rollen, der Namen, der
Erwartungen. Es ist das Wesen, das bleibt, wenn al-
les andere gegangen ist.

In solchen Zeiten beginnt etwas in dir, sich leise an
eine andere Ordnung zu erinnern – nicht an die
der äußeren Welt, sondern an die einer inneren
Verbundenheit aller Dinge, die immer da war. Vielleicht hast du sie nie bemerkt, vielleicht hast du sie
vergessen. Doch jetzt, in der Stille nach dem Zerfall,
beginnt sie wieder fühlbar zu werden. Nicht als Lösung, nicht als Versprechen, sondern als Richtung.
Sie will dich nicht irgendwohin führen, sie lädt dich
ein, dich selbst wieder zu berühren.

Und so, ohne dass du es planen oder verstehen
musst, entsteht etwas Neues. Nicht als Ersatz für
das Verlorene, sondern als Antwort auf das, was in
dir überlebt hat. Diese Antwort ist nicht laut, nicht
glänzend. Sie ist zart. Und sie wächst. In deinem
Tempo. In deinem Raum. Und mit ihr kehrt etwas
zurück, das du vielleicht für immer verloren ge-
glaubt hast: eine stille Art des Vertrauens. Kein
Glaube, der beweisen will – sondern ein inneres
Wissen, das einfach bleibt. Auch in der Dunkelheit.
Auch wenn du nichts mehr glaubst. Auch wenn du
dich selbst nicht mehr erkennst.

Vielleicht ist das der Anfang. Nicht einer Lösung. Aber einer neuen Beziehung zu dir selbst. Einer leisen, zarten, wahren.

Übung „Raum für das Zerbrechliche"

Diese Übung lädt dich ein, jenen inneren Anteilen Raum zu geben, die oft verdrängt oder übersehen werden: der Schmerz, die Angst, die Unsicherheit, die Müdigkeit, das Gefühl von Leere oder Überforderung. Sie dürfen da sein – nicht als Störfaktoren, sondern als Teile deines Menschseins. Diese Übung ist kein Versuch, etwas zu „reparieren". Sie ist ein stiller Akt des Erkennens und Zulassens – ein Zeichen von Sanftheit dir selbst gegenüber.

Was du brauchst:
- Einen ruhigen Ort, an dem du dich sicher fühlst
- Etwas zum Sitzen oder Liegen, in dem du gut entspannen kannst
- Eine Decke oder ein Kissen, wenn du dich einhüllen möchtest
- Optional: Eine Kerze oder ein kleiner Gegenstand, der für dich Trost symbolisiert
- Etwa 15 – 20 Minuten ungestörte Zeit

Die Anleitung

<u>1. Ein ruhiger Anfang</u>
Setze dich oder lege dich bequem hin. Nimm dir einen Moment, um deinen Körper zu spüren. Atme bewusst ein und aus, ohne etwas zu verändern. Zünde – wenn du möchtest – eine Kerze an oder halte einen kleinen Gegenstand in der Hand, der dich symbolisch daran erinnert: „Ich darf hier weich werden. Ich bin sicher."

<u>2. Der Blick nach innen</u>
Schließe die Augen. Lenke deine Aufmerksamkeit nach innen. Stelle dir vor, du betrittst einen stillen, geschützten Raum in deinem Inneren – einen Ort, an dem nichts bewertet wird. In diesem Raum darf alles erscheinen, was sich zeigen möchte. Lade dich selbst ein, mit sanfter Neugier zu spüren: „Was in mir fühlt sich gerade zerbrechlich, müde, ängstlich oder leer?"

<u>3. Wahrnehmen statt analysieren</u>
Sobald ein Gefühl, eine Erinnerung oder ein Bild auftaucht, versuche, es nicht zu erklären oder zu verändern. Lass es einfach da sein. Vielleicht fühlt es sich an wie ein Knoten im Bauch, ein Druck auf der Brust oder ein dunkler Schatten im Inneren. Vielleicht ist es ein Bild oder nur ein vages Gefühl. Was auch immer es ist – nimm es wie einen Gast wahr, der gekommen ist, um gesehen zu werden.

4. Raum geben

Sprich innerlich zu diesem Gefühl oder Anteil in dir:
„Du darfst da sein. Ich sehe dich."
Wenn es dir schwerfällt, stell dir vor, du hältst es
wie ein verletztes, zartes Wesen in deinen Armen –
du musst nichts tun, außer da zu sein. Atme tief in
dieses Gefühl hinein und gib ihm den Raum, den es
braucht. Es muss sich nicht sofort verändern oder
auflösen.

5. Ein stiller Moment des Mitgefühls

Lege – wenn du möchtest – eine Hand sanft auf
dein Herz oder deinen Bauch. Spüre die Wärme deiner Hand. Vielleicht kommen Tränen. Vielleicht
bleibst du ganz still. Vielleicht taucht Leere auf. Erlaube allem, da zu sein, als wäre es in Ordnung, ge-
nauso zu fühlen, wie du gerade fühlst. Wiederhole
in dir: „Auch das gehört zu mir. Auch das ist willkommen."

6. Sanftes Zurückkehren

Wenn du das Gefühl hast, genug Raum gegeben zu
haben, richte deine Aufmerksamkeit wieder sanft
nach außen. Bewege langsam deine Hände, deine
Schultern, öffne langsam die Augen. Bedanke dich
innerlich bei dir selbst dafür, dass du diesen Raum
geschaffen hast – für das, was oft übersehen wird.

Nachklang

Wenn du magst, kannst du anschließend ein paar Worte oder Sätze in ein Notizbuch schreiben: „Was habe ich gespürt? Was war überraschend? Was war schwer? Was war schön?"
Auch ein einfaches „Ich war da für mich" genügt.

Diese Übung kann dich in Krisenzeiten begleiten – aber auch in ruhigen Momenten, wenn du einfach spüren möchtest, wie es deinem Innersten geht. Sie ist kein Werkzeug zur Veränderung, sondern eine Brücke zur Annahme – ein Raum, in dem du lernen darfst, dich selbst in allen Farben zu umarmen.

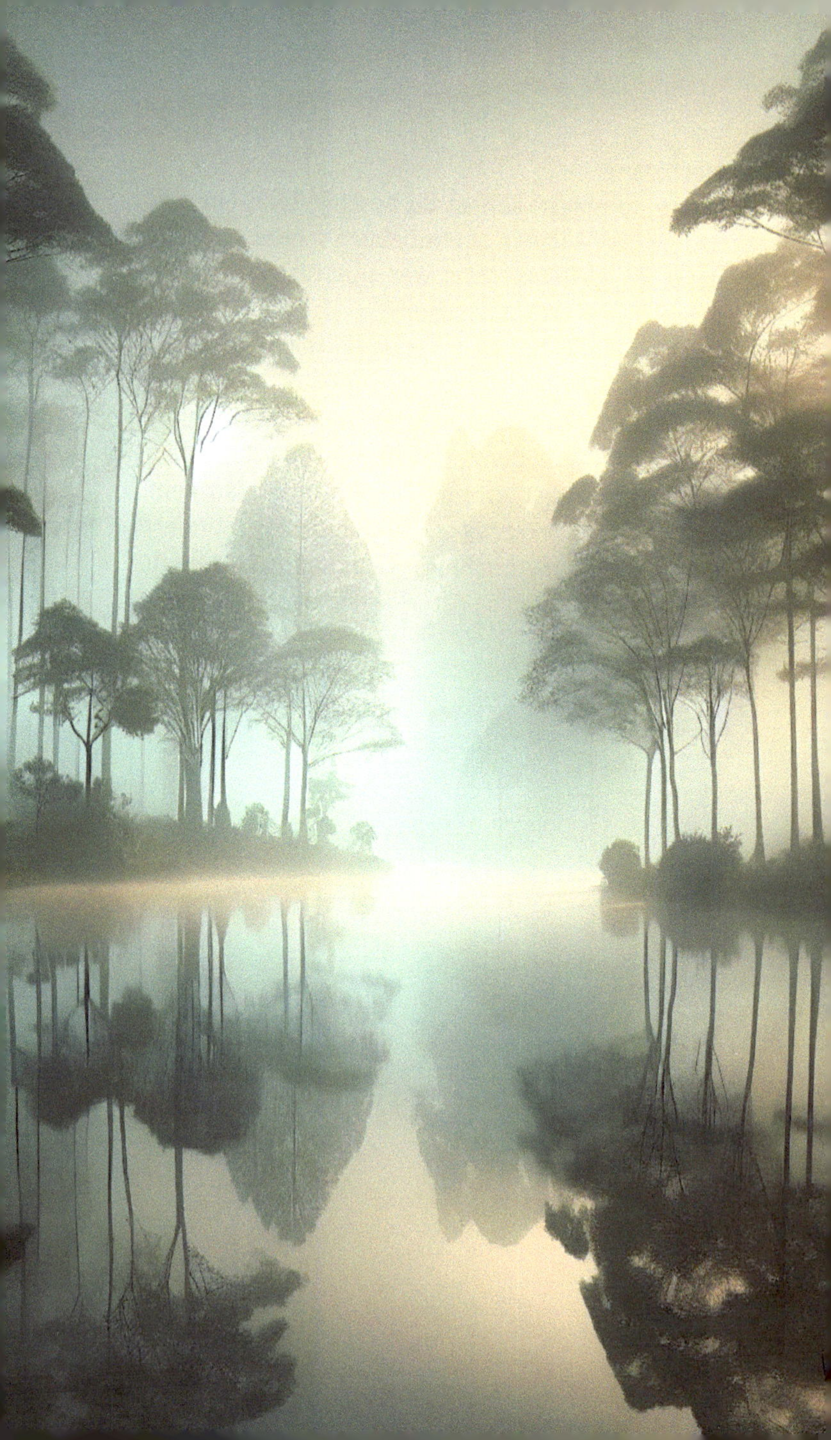

Die Stille, in der etwas spricht

Es gibt einen Ort in dir, der nicht spricht und doch voller Stimme ist. Einen Raum, der keine Worte braucht, weil er selbst wie ein Lauschen ist – weit, offen, empfangend. In Momenten des Leids, der Unruhe oder inneren Leere scheint dieser Ort oft unerreichbar. Die Gedanken jagen sich, Gefühle türmen sich auf wie dunkle Wellen, und alles in dir will nur eines: verstehen, erklären, lösen. Doch manchmal liegt der Schlüssel nicht im Suchen, sondern im Stillwerden. Nicht in der Antwort, sondern in der Frage, die man ganz und gar zulässt.

Stille ist nicht das Fehlen von Geräusch. Sie ist das bewusste Innehalten. Ein Sich-Zurückziehen aus dem Strudel der äußeren Impulse, ein sanftes Zurückgleiten in das eigene innere Empfinden. Und wenn du lange genug in dieser Stille verweilst, beginnt sich etwas zu zeigen. Nicht laut, nicht deutlich, aber mit einer Wahrheit, die nicht gedacht, sondern gespürt wird. Achtsamkeit ist der erste Schritt dorthin – nicht als Technik, sondern als Haltung. Eine innere Wachheit, die nicht bewertet, sondern beobachtet. Wie eine ruhige Flamme, die nichts verbrennt, sondern einfach leuchtet.

In diesem Raum beginnt sich das Chaos zu ordnen, nicht weil du es kontrollierst, sondern weil du aufhörst, es zu bekämpfen. Du wirst Zeuge deiner Gedanken, ohne dich mit ihnen zu verwechseln. Du spürst deine Angst, ohne ihr zu gehören.

Du betrachtest deinen Schmerz, als wäre er ein Gast, nicht dein Herr. Und plötzlich geschieht etwas Eigenartiges: Du atmest. Tief. Frei. Ohne Grund – einfach weil du da bist. Und in diesem Atem, der kommt und geht, liegt eine Weisheit, die älter ist als jedes deiner Probleme.

Die innere Ruhe, so scheu sie auch ist, beginnt sich auszubreiten. Nicht wie eine schnelle Lösung, sondern wie ein weiches Licht, das nach und nach die Dunkelheit durchdringt. Sie beantwortet keine Fragen auf einmal. Doch sie zeigt dir, dass du die Fragen halten kannst, ohne an ihnen zu zerbrechen. Dass du nichts tun musst, um ganz zu sein, außer zu sein. Und vielleicht, ganz leise, wächst aus dieser Stille eine neue Ahnung. Eine, die nicht laut wird, aber klar. Die nicht überzeugt, aber berührt. In der Ruhe wohnt eine Antwort, doch sie spricht nicht in Sprache. Sie spricht in Gefühl, in Gegenwart, in der schlichten Gewissheit: Du bist getragen – auch wenn du es noch nicht glauben kannst.

So wird die Stille zu einem Gefäß. Einem inneren Ort, in dem du dich sammeln kannst, wenn das Leben zerfasert. Einem Ort, an dem du dich selbst wieder hörst, wenn alles um dich her laut geworden ist. Und in genau diesem Hören, in dieser achtsamen Beobachtung deiner inneren Welt, beginnt etwas aufzuwachen. Nicht als Idee.

Als Wirklichkeit. Es ist wie ein Flüstern aus einer Tiefe, die immer schon da war: Sanft, geduldig, unerschütterlich. Und vielleicht beginnst du langsam zu verstehen – nicht mit dem Kopf, sondern mit dem Herzen – , dass du diesem Flüstern folgen kannst. Schritt für Schritt. Atem für Atem. Schweigend. Lebendig. Wahr.

Übung „Eine Minute bewusster Stille"

Diese Übung ist eine Einladung, mitten im Tag, mitten im Leben, für einen kurzen Moment innezuhalten. Sie verlangt nicht viel Zeit, aber sie vermag viel zu berühren. Eine Minute bewusster Stille kann wie ein zarter Atemzug des Daseins sein – ein Moment, in dem du dich erinnerst: Ich bin da. Ich bin hier. Und das genügt.

Was du brauchst:

- Eine ruhige oder zumindest ungestörte Minute (sie kann überall stattfinden: zu Hause, unterwegs, auf der Arbeit, draußen in der Natur)
- Optional: eine Uhr oder ein Timer mit sanftem Signal
- Dich selbst – bereit, für einen Moment still zu werden

Die Anleitung

<u>1. Bereit werden für den Moment</u>
Wenn du spürst, dass du eine Pause brauchst oder dich danach sehnst, dich wieder mit deinem Inneren zu verbinden, nimm dir bewusst eine Minute Zeit. Sag dir innerlich: „Diese Minute gehört ganz mir."

2. Ankommen im Körper

Stelle oder setze dich aufrecht und zugleich entspannt hin. Wenn du möchtest, schließe die Augen – oder senke deinen Blick sanft. Spüre den Boden unter dir, deinen Atem in deinem Körper, deine Hände, die vielleicht ruhig im Schoß oder auf deinen Knien ruhen.

3. Stille zulassen – nicht erzwingen

Erlaube dir jetzt, in die Stille einzutreten. Nicht als Leere, sondern als lebendiger Raum. Du musst nichts denken, nichts leisten, nichts erreichen. Du bist einfach nur da.

Wenn Gedanken auftauchen, nimm sie wahr – und lass sie weiterziehen wie Wolken am Himmel. Kehre sanft zurück zu deinem Atem, zu deinem Spüren.

4. Die Minute in bewusster Präsenz verbringen

Stelle dir vor, dass du dich in dieser Minute wie in ein stilles, warmes Licht hüllst. Es sagt dir: „Du darfst ruhen. Du darfst loslassen. Nur für diesen Moment."

Atme ruhig ein und aus. Spüre, wie du mit jedem Atemzug mehr bei dir ankommst.

5. Ein sanftes Ende

Wenn die Minute vorbei ist – oder wenn du das Gefühl hast, wieder in den Tag zurückkehren zu wollen – öffne langsam deine Augen, bewege sanft deinen Körper und nimm einen tiefen Atemzug.

Vielleicht möchtest du innerlich einen kleinen Satz sprechen wie:
„Ich war einen Moment ganz bei mir."
Oder:
„Die Stille lebt in mir weiter."

Nachklang und Integration
Diese kleine Übung kann dir helfen, selbst in bewegten Zeiten ein stilles Zentrum in dir zu berühren. Du kannst sie einmal am Tag praktizieren – oder jedes Mal, wenn du dich verloren, überfordert oder erschöpft fühlst.

Mit der Zeit wirst du merken: Die Stille ist nicht fern. Sie ist ein Teil von dir. Und eine Minute genügt, um sie wiederzufinden.

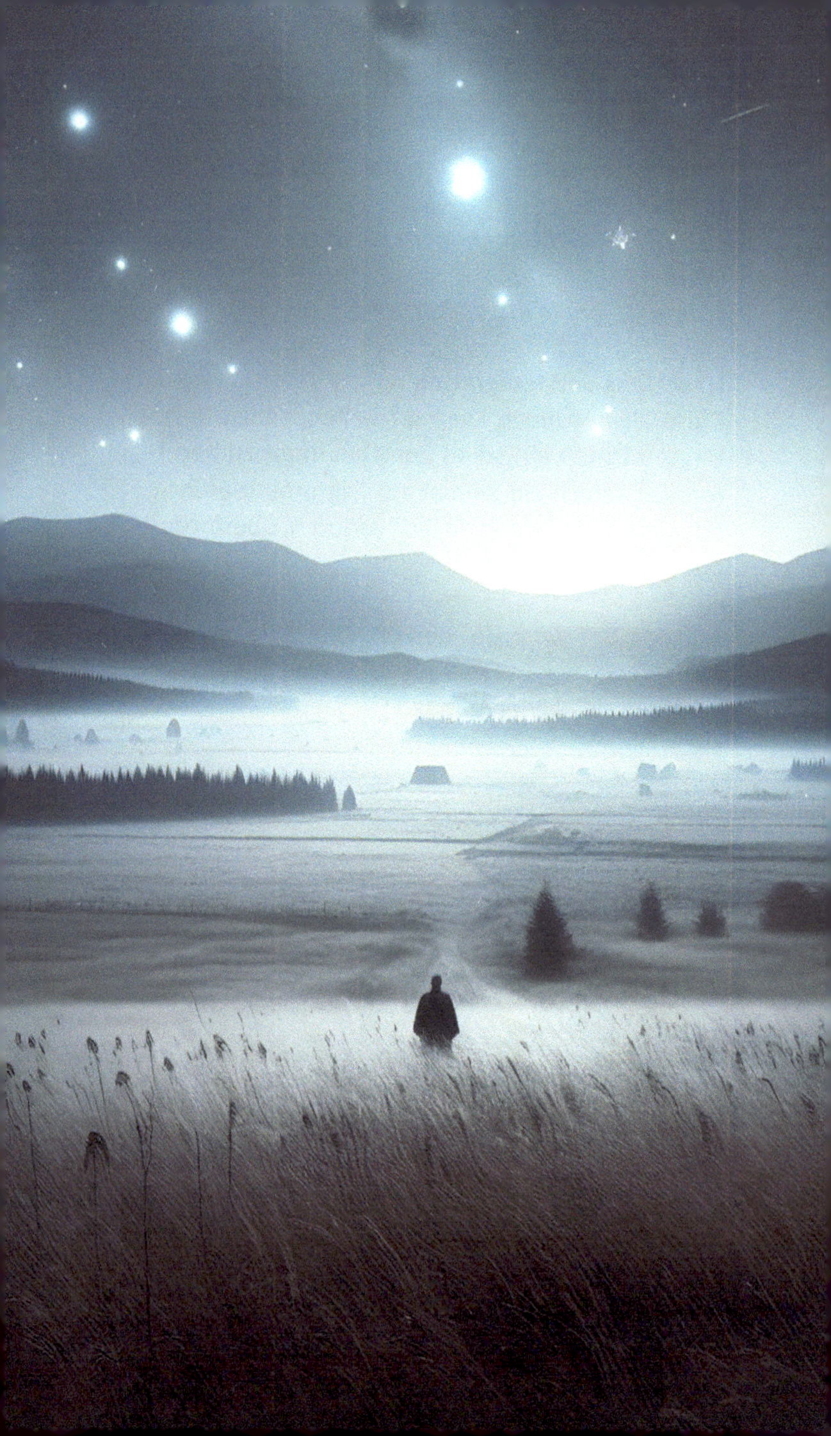

Du bist getragen

Auch wenn du es nicht spürst – du bist getragen. Vielleicht hast du das Gefühl, im freien Fall zu sein, als würde dir der Boden unter den Füßen fehlen. Vielleicht scheint es, als hättest du dich verirrt in einem endlosen Dämmerlicht, wo jede Richtung gleich fern und bedeutungslos erscheint. Doch da ist etwas. Etwas, das sich deinem Verstand entzieht und doch jede deiner Zellen durchdringt. Etwas, das dich hält, selbst wenn du dich verloren glaubst.

Stell dir vor, unter allem, was du fühlst und denkst, unter all dem, was dich umtreibt und schmerzt, fließt ein Strom. Unsichtbar. Lautlos. Unaufhaltsam. Er trägt dich, ohne dass du darum bitten musst. Er fließt durch dich hindurch, auch wenn du ihm den Rücken kehrst. Dieser Strom ist älter als du, älter als die Welt in ihrer jetzigen Gestalt. Er verbindet alles mit allem – die Sterne mit den Meeren, das Atmen der Tiere mit deinem eigenen Herzschlag, das Vergehen mit dem Neubeginn.

Manchmal, in Momenten tiefer Ruhe oder unerwarteter Klarheit, kannst du ihn fast spüren. Wie ein feines Vibrieren unter der Oberfläche deiner Gedanken. Ein leises Pulsieren in deiner Seele. Aber auch wenn du ihn nicht fühlst, auch wenn du im Lärm des Lebens keinen Zugang zu ihm findest – er ist da. Immer. Geduldig. Still. Tragend. Du bist wie ein Blatt auf diesem Strom. Mal tanzt du auf seinen Wellen, mal wirst du von seinen Tiefen umfangen. Doch er lässt dich nicht los. Nicht einmal, wenn du meinst, alles verloren zu haben.

Das Wissen um diesen Strom ist kein Wissen im gewöhnlichen Sinn. Es ist eine tiefe, leise Ahnung, die sich einstellt, wenn du aufhörst, nach Beweisen zu suchen. Es ist das Vertrauen, das nicht aus Argumenten wächst, sondern aus der Erfahrung, dass etwas in dir weitermacht – auch wenn dein Wille erlahmt. Dass etwas dich aufrichtet, wenn du längst glaubtest, zerbrochen zu sein. Dieser Strom – nenn ihn das Leben, nenn ihn die Kraft, nenn ihn gar nicht – ist nicht fern. Er ist in dir. Und du in ihm.

Wenn du innehältst, wenn du atmest, wenn du einfach nur bist, beginnt dieser Strom dich zu durchdringen. Du wirst nicht gehalten, weil du stark bist. Du wirst gehalten, weil du Teil von etwas bist, das größer ist als deine Angst, größer als dein Schmerz, größer sogar als deine Vorstellung von dir selbst. Und vielleicht liegt genau darin der Trost: Du musst nicht alles allein tragen. Du musst nicht alles verstehen. Du darfst dich anvertrauen. Dem Fluss. Dem großen Strom. Dem, was dich trägt – auch dann, wenn du fällst.

Und wenn du einmal still geworden bist, wenn du den Fluss unter dir gespürt hast – auch nur für einen Moment –, dann beginnt etwas, das schwer zu benennen ist.

Es ist kein Wissen im herkömmlichen Sinn, kein klares Erkennen, keine Gewissheit, die sich in Worte fassen ließe. Es ist vielmehr ein inneres Nicken, ein leises Einverständnis mit dem, was ist. Du beginnst zu vertrauen. Nicht, weil du alles verstehst, sondern gerade weil du erkennst, dass nicht alles verstanden werden muss.

Das, worauf du vertraust, bleibt verborgen. Es hat keinen Namen, keinen Ort, keine Stimme. Es antwortet nicht mit Beweisen, sondern mit einer tiefen, ruhigen Gegenwart. Es ist das Unaussprechliche – und gerade deshalb so nah. Denn das, was wir nicht benennen können, entzieht sich auch nicht unserer Erfahrung. Im Gegenteil: Es spricht zu uns aus der Stille, aus dem Zwischenraum, aus dem, was nicht gesagt, aber dennoch empfunden wird. Es wirkt durch das, was wir oft übersehen – in einem Blick, in einer Berührung, in der Art, wie der Wind an einem schweren Tag sanft über die Haut streicht.

In Zeiten der Not – wenn das Leben seine Farbe verliert und die Tage grau ineinanderfließen –, scheint das Unaussprechliche besonders fern. Und doch, wenn du ganz ehrlich in dich hineinhörst, dann merkst du vielleicht: Es ist gerade dann am dichtesten bei dir. Nicht in der lauten Geste, sondern im kaum spürbaren Atem.

Nicht in der großen Antwort, sondern in der kleinen Geste des Weitermachens. In jenem Augenblick, in dem du nicht weißt, wie du weiterleben sollst – und es trotzdem tust.

Vertrauen in das Verborgene heißt nicht, die Kontrolle aufzugeben, sondern zu begreifen, dass Kontrolle nie das Wesen des Lebens war. Vertrauen heißt, sich berühren zu lassen vom Geheimnis, ohne es zu durchdringen. Es heißt, sich einverstanden zu erklären mit einem Weg, dessen Ziel du nicht kennst, aber dessen Richtung du spürst. Du darfst ruhen in diesem Vertrauen, nicht weil alles gut ist, sondern weil es getragen ist. Von etwas, das du nicht erklären musst, um es zu erfahren.

Vielleicht ist es genau dieses Vertrauen, das dir eine neue Art der Stärke schenkt. Nicht die Stärke, die gegen das Leben kämpft, sondern die, die mit ihm fließt. Die sich beugt, aber nicht bricht. Die weiß: Auch wenn ich nichts sehe, bin ich nicht allein. Auch wenn ich nichts verstehe, bin ich nicht verloren. Auch wenn ich keine Antwort finde, bin ich dennoch aufgehoben – in einem größeren Ganzen, das mich hält, das mich trägt und das mich niemals verlässt.

Wenn du beginnst zu spüren, dass du nicht allein bist – nicht weil jemand neben dir steht, sondern weil das Leben selbst dich umgibt – dann öffnet sich eine neue Tür.

Es ist die Tür zur Verbundenheit, die dich mit allem in Beziehung setzt, was lebt, atmet, wächst und vergeht. Es ist ein stilles Erkennen: Ich bin nicht abgetrennt. Ich bin Teil. Teil eines großen, lebendigen Geflechts, das mich umhüllt und durchdringt, auch wenn ich mich leer oder verloren fühle.

In der tiefsten Traurigkeit kann ein Blatt, das im Wind zittert, zu dir sprechen. Der Duft von feuchter Erde nach einem Regen kann dich an etwas erinnern, das in dir selbst lebendig ist. Der Himmel über dir – unermesslich weit und doch so nah – kann wie eine Antwort wirken auf Fragen, die du nicht einmal in Worte fassen kannst. Die Natur urteilt nicht, sie drängt sich nicht auf. Sie ist einfach da. Und genau in diesem Dasein liegt Trost. Weil sie dich einlädt, Teil zu sein, ohne dich zu fordern. Weil sie dich trägt, ohne zu wissen, wer du bist.

Diese Verbundenheit ist kein Gedanke, keine Theorie. Sie ist eine Erfahrung, die du machen kannst, wenn du dich öffnest. Wenn du barfuß durch Gras gehst. Wenn du einen Baum berührst, nicht als Objekt, sondern als Wesen. Wenn du die Sterne betrachtest und nicht nur ihre Schönheit, sondern auch deine eigene Winzigkeit darin erkennst – und sie dich nicht erschreckt, sondern beruhigt. Denn du bist eingebettet. Du gehörst dazu. Nicht mehr, nicht weniger als alles andere auch.

Und auch der Kosmos, dieses unfassbare Spiel aus Dunkelheit und Licht, Bewegung und Stille, scheint dich zu umarmen, wenn du still wirst. Vielleicht ist es nur ein Gefühl. Vielleicht ist es alles, was du je wissen musstest. Dass du nicht gegen das Leben stehst, sondern in ihm wohnst. Dass du nicht verloren bist, sondern gehalten. Dass es einen Rhythmus gibt, eine Ordnung, ein leises Pulsieren, das dich erinnert: Auch du bist Teil dieser Melodie.

Wenn du also Trost suchst, dann wende dich dem Leben selbst zu. Nicht dem, das du machen oder kontrollieren willst, sondern dem, das einfach geschieht. Der Wind, die Bäume, das Licht auf deiner Haut, der Atem in deiner Brust – sie alle sind da. Nicht als Beweis, sondern als Einladung. Zu fühlen. Zu vertrauen. Zu leben. In Beziehung. In Verbundenheit. In einem leisen Wissen, dass du – so wie du bist – genau an deinen Platz gehörst.

Übung „Der unsichtbare Strom"

Es gibt Momente, in denen wir uns abgetrennt fühlen – vom Leben, von anderen, von uns selbst. Diese Übung ist eine stille Einladung, dich mit einem tieferen Strom des Daseins zu verbinden. Du musst dafür nichts glauben, nichts erklären. Nur fühlen. Denn was wirklich trägt, ist oft unsichtbar – und doch spürbar wie ein leiser Herzschlag hinter allem.

Was du brauchst:

- Einen Ort, an dem du ungestört für einige Minuten sein kannst
- Einen bequemen Stuhl, einen Rollstuhl, ein Bett oder – wenn möglich – auch den offenen Raum
- Offenheit, dich einzulassen auf ein inneres Spüren
- Optional: ruhige Musik, ein sanftes Licht oder eine Kerze

Die Anleitung

1. Ankommen und bereiten
Finde einen Platz, an dem du dich sicher und geschützt fühlst. Setze oder lege dich bequem hin. Achte darauf, dass dein Körper möglichst entspannt ist.

Es geht nicht um perfekte Haltung, sondern um ein inneres „Ja" zu diesem Moment. Wenn du möchtest, schließe die Augen oder senke deinen Blick.

2. Ein erstes Spüren
Lenke deine Aufmerksamkeit auf deinen Körper. Wo nimmst du Kontakt wahr – zum Boden, zur Sitzfläche, zu deiner Unterlage? Spüre: Du wirst gehalten. Ohne, dass du etwas dafür tun musst. Lass diese Erfahrung einen Moment auf dich wirken: „Ich darf getragen sein."

3. Der unsichtbare Strom
Stell dir nun vor, dass unter dir – unter deinem Körper, deinem Raum, deinem Leben – ein großer, weiter Strom fließt. Unsichtbar, aber lebendig. Er ist nicht aus Wasser, nicht aus Licht – und doch fühlt er sich an wie beides. Er bewegt sich langsam, tief, beständig.
Dieser Strom ist kein Fluss, den du sehen kannst – er ist eher wie eine innere Strömung, die dich sanft umfließt. Die dich nicht irgendwohin zieht, sondern die dich hält. Wie eine große, ruhige Kraft, die alles durchdringt – auch dich.

4. In Resonanz gehen
Bleibe mit deiner Aufmerksamkeit bei diesem Bild. Vielleicht spürst du eine feine Wärme, ein inneres Schwingen, vielleicht auch nur eine stille Ahnung. Lass das zu.

Wenn Gedanken kommen, begrüße sie freundlich – und kehre dann zurück zu dem Empfinden: „Ich bin Teil von etwas, das mich hält."

Du kannst dich auch fragen: „Wo spüre ich heute diesen Strom?" – Vielleicht im Brustraum, in den Händen, im Atem. Vielleicht nur als feine Präsenz, als inneres „Etwas".

5. Der Strom durch dich hindurch

Stell dir nun vor, wie dieser Strom nicht nur unter dir fließt, sondern auch durch dich hindurch. Durch dein Herz, durch deinen Bauch, durch deine Hände, deinen Kopf – durch all das, was du bist.

Er fließt sanft, ohne Druck, wie ein inneres Leuchten, das dich durchdringt. Er sagt nichts, aber er ist da. Vielleicht fühlt es sich an wie: „Ich gehöre dazu." Oder: „Ich bin eingebettet."

6. Rückkehr und Abschluss

Wenn du bereit bist, lass das Bild langsam verblassen. Kehre mit deiner Aufmerksamkeit wieder zum Raum zurück, zum Körper, zum Atem. Nimm einen tiefen Atemzug.

Du kannst dir innerlich einen kleinen Satz mitnehmen: „Auch wenn ich ihn nicht sehe – der Strom trägt mich." Oder: „Ich bin nicht allein."

Integration im Alltag

Diese Übung kannst du jederzeit wiederholen –
am Morgen, am Abend, mitten in einem schweren
Moment. Du brauchst keine Hilfsmittel, keinen be-
sonderen Ort. Nur die Bereitschaft, dich für das Un-
sichtbare zu öffnen.

Mit der Zeit wirst du merken: Es ist nicht Einbil-
dung, was du spürst. Es ist Erinnerung. Eine Erinnerung an etwas, das immer da ist. Und das dich nie
vergessen hat. Etwas, was dich trägt und führt,
schon dein ganzes Leben lang: der ewige Strom des
Lebens.

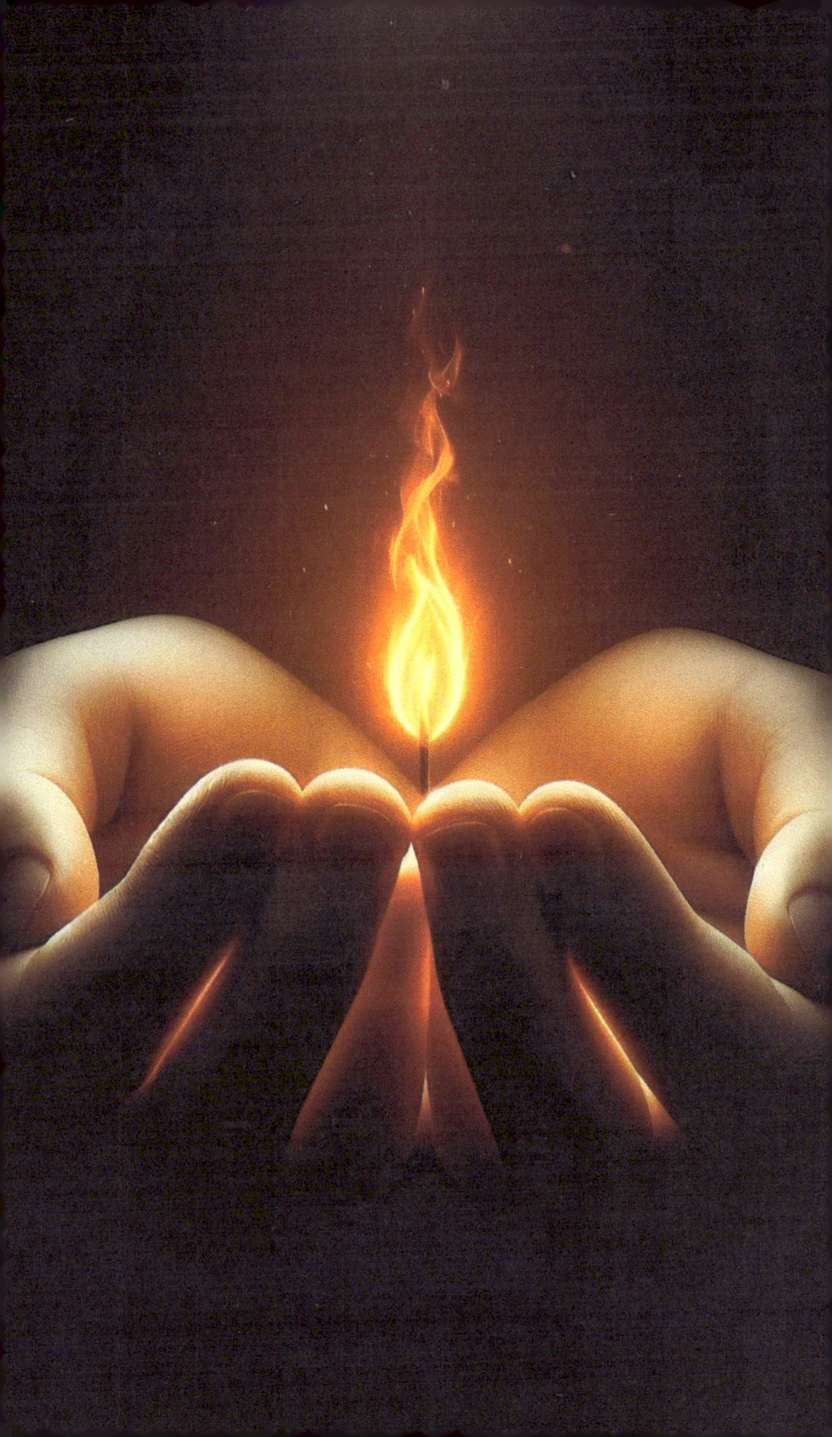

Die Flamme in dir

Es gibt einen Punkt in dir, den kein Schmerz berühren kann. Einen Funken, der nicht verlöscht, selbst
wenn das Leben in dir zu bröckeln scheint. Vielleicht ist es kein Feuer, das lichterloh brennt, sondern nur ein Glimmen – kaum sichtbar, kaum fühlbar. Und doch ist es da. In der dunkelsten Stunde,
wenn alles, worauf du gebaut hast, zu zerfallen
droht, bleibt dieses Licht. Nicht laut, nicht triumphierend. Aber unerschütterlich. Es ist nicht das,
was du dir antrainiert hast. Es ist nicht dein Wille,
nicht dein Verstand. Es ist tiefer. Es ist das, was dich
trägt, wenn du selbst nicht mehr kannst.

Diese Flamme in dir ist nicht etwas, das du machen
musst. Sie ist dir gegeben. Sie gehört zu deinem
Wesen wie das Licht zum Tag. Auch wenn die Nacht
über dich kommt, bleibt sie in dir bestehen. Vielleicht gedämpft, vielleicht verschüttet unter Ängsten, Zweifeln, Trauer. Aber sie verlischt nicht. Sie
wartet. Geduldig. Ohne Urteil. Ohne Forderung.
Und manchmal reicht es, sich ganz still hinzusetzen,
die Augen zu schließen und zu lauschen. Nicht auf
Gedanken. Nicht auf Antworten. Sondern auf das,
was bleibt, wenn alles andere vergeht.

Du wirst merken: Es ist etwas da, das dich kennt,
obwohl du dich selbst verloren hast. Etwas, das
nicht davonläuft, wenn du schwach bist. Diese innere Flamme ist nicht stolz. Sie stellt keine Bedingungen. Sie ist einfach da – leise, warm, lebendig.

Sie erinnert dich an dich selbst. Nicht an das Bild, das du von dir hattest. Sondern an dein wahres Wesen. Das, was jenseits von Rollen, Geschichten, Erwartungen in dir wohnt. Und gerade in der Krise, gerade wenn der Boden unter dir bebt, zeigt sich, wie tief dieses Licht reicht.

Vielleicht hast du gelernt, dich zu verstecken. Vielleicht hast du gedacht, du müsstest stark sein im Sinne von hart. Aber wahre Stärke ist weich. Sie flackert nicht im Wind. Sie geht mit dem Wind. Sie ist nicht das Gegenteil von Schmerz. Sie lebt mit ihm, ohne unterzugehen. Und wenn du sie einmal gespürt hast, dann weißt du: Nichts, was geschieht, kann sie auslöschen. Nichts, was dir genommen wird, nimmt dir dieses Licht. Es ist dein Geburtsrecht. Es ist deine Erinnerung an das, was größer ist als du – und doch in dir wohnt.

Vertrau darauf. Auch wenn du nichts mehr spürst. Auch wenn alles still ist. Die Flamme bleibt. Und in dem Moment, in dem du ihr wieder begegnest, wird aus Dunkelheit nicht sofort Licht. Aber es wird Wärme. Und das genügt. Für den nächsten Atemzug. Für das nächste Aufstehen. Für den nächsten Schritt in eine Welt, die dich wieder willkommen heißt. Nicht, weil du stark bist. Sondern weil du dich erinnerst: Die Flamme in dir hat nie aufgehört zu leuchten.

Während du dich der Flamme in dir zuwendest, während du spürst, dass etwas geblieben ist, beginnt eine neue Erkenntnis zu keimen: Dein Weg ist noch nicht zu Ende. Auch wenn alles in dir nach Stillstand schreit, auch wenn dein Herz sich leer anfühlt wie ein verlassener Ort, bist du noch da. Du atmest. Und mit jedem Atemzug fließt das Leben weiter durch dich hindurch. Es fragt nicht, ob du bereit bist. Es trägt dich einfach weiter, sanft oder rau, leise oder wild – aber es trägt dich.

Manchmal vergisst man, dass das Weitergehen nicht bedeutet, sofort zu wissen, wohin. Es bedeutet auch nicht, dass man keine Narben trägt oder dass die Trauer versiegt. Weitergehen heißt nur: sich erinnern, dass jeder Schritt ein Teil eines größeren Stroms ist. Dass dein Dasein, so verletzlich es sich anfühlt, doch Teil eines großen Zusammenhangs bleibt. Und dass du selbst, trotz allem, noch etwas in dir trägst, das weiterwirken will, das weiterlieben kann, das noch nicht am Ziel angekommen ist.

Vielleicht erscheint dir der Weg jetzt anders als früher. Vielleicht ist er dunkler, stiller, unsicherer geworden. Aber er ist da. Und er ist offen. Nicht als Pflicht, sondern als Möglichkeit. Als Einladung, dich selbst neu zu entdecken – nicht als die Person, die du warst, sondern als die, die du jetzt wirst. Schmerz und Verlust sind keine Endpunkte. Sie sind Übergänge.

Tore, durch die du schreitest, nicht wissend, was dahinterliegt, aber getragen von der Ahnung, dass du gemeint bist. Noch immer. Noch jetzt.

Wenn du innehältst und tief lauschst, spürst du vielleicht: Es ist nicht vorbei. Etwas wartet noch auf dich. Nicht als Aufgabe, nicht als Druck. Sondern als sanftes Flüstern, das dich an das erinnert, was du bist. Und wer du sein kannst. Es geht nicht darum, stark zu sein oder schnell zu heilen. Es geht nur darum, da zu sein. Und Schritt für Schritt in dieses Leben zurückzukehren – so wie du jetzt bist. Verwundet vielleicht, aber lebendig. Zögernd vielleicht, aber offen.

Dein Weg ist nicht zu Ende. Er verändert sich. Aber er ist da. Und mit jedem stillen Aufbruch, mit jedem entschlossenen oder auch tastenden Schritt, mit jeder Träne, die nicht mehr nur Schmerz ist, sondern auch Zeugnis deines Daseins, schreibst du ihn weiter. Du gehst nicht rückwärts, du gehst nicht verloren. Du gehst. Und das allein ist ein Wunder.

Wenn die Welt in dir zu laut geworden ist, wenn Schmerz, Erschöpfung oder Angst dich bis an den Rand deines inneren Raumes getragen haben, dann ist es Zeit, dich dir selbst wieder zuzuwenden – nicht mit Strenge, sondern mit Milde. Nicht mit dem Anspruch, dich sofort zu heilen, sondern mit der Bereitschaft, dir zuzuhören.

Inmitten all der Anforderungen, der Gedanken, der Erwartungen, die du an dich stellst oder glaubst erfüllen zu müssen, liegt eine einfache, leise Wahrheit verborgen: Du bist ein Wesen, das Fürsorge verdient. Gerade jetzt. Vielleicht mehr denn je.

Selbstfürsorge ist kein Luxus. Sie ist kein Rückzug aus der Verantwortung, sondern eine Rückkehr zu deinem inneren Gleichgewicht. Sie beginnt in dem Moment, in dem du dich selbst als Teil des Stromes erkennst, den du oft nur für andere fließen lässt. Wie eine Quelle, die nicht unendlich sprudeln kann, ohne genährt zu werden, brauchst auch du Zeiten des Stillstands, Räume der Regeneration, Gesten der Zuwendung. Kleine Gesten reichen oft aus – ein bewusster Atemzug, ein liebevolles Wort an dich selbst, das Zulassen von Tränen, das Annehmen deiner Erschöpfung, ohne sie bekämpfen zu wollen.

Der achtsame Umgang mit dir selbst bedeutet, zu spüren, was du wirklich brauchst, jenseits von Pflichten und Gewohnheiten. Manchmal ist es Ruhe, manchmal Bewegung, manchmal ein einfaches „Nein". Es ist das stille Erkennen, dass dein Wert nicht an Leistung, nicht an Stärke, nicht an Kontrolle gebunden ist. Du bist kein Projekt. Du bist ein lebendiges Wesen, das in seiner Zerbrechlichkeit ebenso vollständig ist wie in seinen kraftvollen Momenten.

Selbstfürsorge bedeutet auch, dich nicht zu verurteilen, wenn du fällst oder nichts spürst. Es bedeutet, freundlich mit dir zu sprechen, so wie du mit einem geliebten Menschen sprechen würdest. In jedem Akt der Zuwendung liegt eine Erinnerung: Du bist nicht allein. Du bist eingebettet in einen größeren Zusammenhang, in eine Ordnung, die dich nicht antreibt, sondern begleitet. Wenn du dich selbst in den Arm nimmst – symbolisch oder wirklich – öffnest du eine Tür zu dieser tieferen Dimension, die dich trägt.

Vielleicht ist es das, was du jetzt brauchst: eine Erlaubnis. Nicht von außen, sondern aus dir selbst heraus. Die Erlaubnis, dich zu pflegen, zu schützen, dir Gutes zu tun. Die Einladung, dich nicht nur als Träger deiner Geschichte zu sehen, sondern auch als Hüter deines inneren Raumes. Und dieser Raum darf jetzt stiller, sanfter, weiter werden. Nicht, weil die Welt sich ändert – sondern weil du beginnst, dich selbst mit neuen Augen zu sehen. Mit den Augen der Achtsamkeit. Mit dem Herzen der Fürsorge.

Übung: Das innere Licht berühren

In jedem Menschen lebt ein Leuchten. Manchmal verborgen unter dem Gewicht der Tage, manchmal kaum wahrnehmbar, wie ein Stern hinter dichten Wolken. Doch es ist da.

Diese Übung ist eine Einladung, dich diesem Licht in dir zuzuwenden. Nicht, um es zu analysieren – sondern um es zu spüren. Vielleicht nur leise. Vielleicht nur einen Moment lang. Doch genau das kann genug sein.

Was du brauchst:

Einen ruhigen Ort

Etwas Zeit nur für dich – etwa 15 Minuten

Eine Sitzgelegenheit, auf der du bequem und aufrecht sitzen kannst

Optional: Eine Kerze oder ein kleiner Lichtgegenstand (z. B. ein Teelicht oder eine kleine Lampe)

Die Anleitung

1. Bereite den Raum vor

Wenn du möchtest, zünde eine Kerze an oder stelle ein kleines Licht vor dich. Es muss nichts Besonderes sein – wichtig ist nur, dass es dich an das erinnert, was du nun in dir aufsuchen möchtest: das stille Leuchten.

2. Finde deine Haltung

Setze dich bequem hin. Deine Wirbelsäule darf aufrecht sein, dein Körper entspannt. Lege die Hände locker auf die Oberschenkel oder in den Schoß. Schließe die Augen oder senke den Blick.

3. Komme an, atme

Lenke deine Aufmerksamkeit auf deinen Atem. Spüre, wie die Luft durch deine Nase einströmt und wieder hinausfließt. Lass den Atem kommen und gehen, ohne ihn zu kontrollieren.
Mit jedem Ausatmen lässt du ein wenig mehr los: Gedanken, Spannungen, Erwartungen.

4. Wende dich nach innen

Stelle dir nun vor, in der Mitte deiner Brust – oder an einem Ort, der sich für dich stimmig anfühlt – leuchtet ein kleines, sanftes Licht. Vielleicht wie eine kleine Flamme. Vielleicht wie ein warmer Glanz.
Es muss nicht hell sein. Es reicht, dass es da ist.

Wenn du Schwierigkeiten hast, etwas zu sehen oder zu spüren, bleibe einfach bei der Vorstellung: „In mir gibt es ein Licht." Du musst nichts erzwingen. Es ist nicht wichtig, wie es aussieht – sondern, dass du dich ihm zuwendest.

5. Verbinde dich mit dem Licht

Atme ruhig weiter und richte deine Aufmerksamkeit auf dieses Licht in dir. Vielleicht kannst du spüren, wie es mit jedem Atemzug ein wenig klarer wird. Vielleicht auch nicht. Beides ist in Ordnung. Sage dir innerlich einen einfachen Satz wie:
„Ich berühre das Licht in mir."
„Ich bin verbunden mit dem, was mich trägt."
„In mir lebt ein Leuchten – auch jetzt."

Wiederhole diesen Satz still ein paar Mal, wenn du magst. Spüre, wie er sich in dir ausbreitet. Vielleicht ganz sanft. Vielleicht kaum merklich. Doch sei gewiss: Jeder Moment bewusster Hinwendung stärkt diese Verbindung.

6. Verweile – ohne etwas zu wollen

Bleibe für einige Minuten einfach in dieser inneren Präsenz. Nichts muss geschehen. Lass das Licht sein, was es ist. Wenn Gedanken kommen, nimm sie wahr – und kehre sanft zurück zu deinem Licht.

7. Die Rückkehr

Nach einigen Minuten nimm ein paar tiefere Atemzüge. Spüre deinen Körper, deine Sitzfläche, den Raum um dich herum. Öffne langsam die Augen. Wenn du eine Kerze entzündet hast, betrachte ihr Licht noch einen Moment – als Spiegel dessen, was in dir leuchtet.

<u>8. Eine kleine Geste der Erinnerung</u>
Du kannst am Ende dieser Übung eine kleine Geste machen, die dich auch im Alltag daran erinnert, dass dein inneres Licht da ist – zum Beispiel deine Hand auf dein Herz legen oder eine kleine Bewegung mit den Fingern.
So entsteht ein Zeichen, das du mitnehmen kannst – in jede Situation deines Lebens.

Diese Übung lädt dich nicht dazu ein, etwas zu glauben. Sie lädt dich ein, dich selbst zu erinnern.
Daran, dass du nicht nur aus Fragen, Schmerz oder Mühe bestehst.
Sondern auch aus Licht.

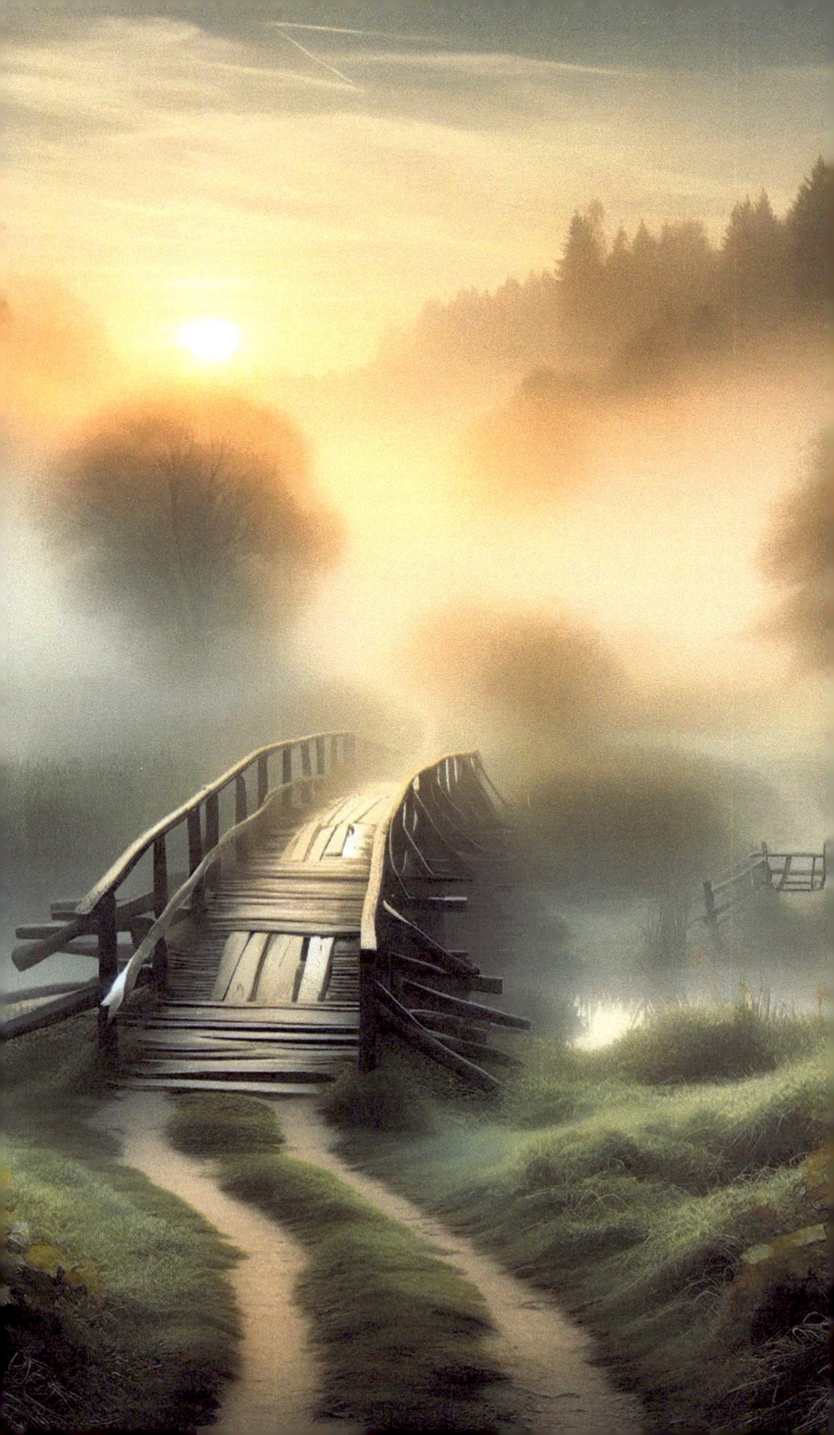

Der Ruf der Wandlung

Es gibt Momente im Leben, da scheint nichts mehr so zu sein, wie es war. Gewohnheiten brechen auf, Sicherheiten verschwinden, und etwas in uns steht am Rand – nicht selten mit zitternden Knien. In solchen Augenblicken spricht man von Krisen. Doch was, wenn sie nicht das Ende bedeuten, sondern den Anfang von etwas Neuem? Was, wenn sie nicht Abgründe sind, sondern Schwellen – geheimnisvolle Tore, durch die wir gehen müssen, um uns selbst neu zu begegnen?

Eine Krise erschüttert. Sie entreißt uns dem, worauf wir uns verlassen haben, zwingt uns, hinzusehen, wo wir lieber weggeschaut hätten. Sie nimmt uns das Vertraute, aber sie schenkt uns auch einen neuen Blick auf das Wesentliche. In ihrer Tiefe liegt eine Einladung verborgen: die Einladung zur Wandlung. Nicht zur plötzlichen Besserung, nicht zur glatten Lösung aller Probleme – sondern zur ehrlichen Auseinandersetzung mit dem, was in uns ruft, was sich verändern will. Es ist, als würde eine innere Tür aufgehen, eine Schwelle sichtbar werden, über die wir treten können, wenn wir bereit sind, uns selbst neu zu entdecken.

Natürlich fühlt sich das nicht leicht an. Es kann schmerzen, überfordern, uns zutiefst verunsichern. Doch genau darin liegt auch die Wahrheit der Wandlung: Sie geschieht nicht im Licht der äußeren Welt, sondern im Halbdunkel des Inneren.

Dort, wo wir noch nicht wissen, wer wir werden, aber spüren, dass wir so nicht bleiben können. Eine Krise fragt nicht nach Perfektion. Sie fragt nach Wahrhaftigkeit. Sie fragt, was du zurücklassen willst und was du mitnehmen musst. Und sie fragt, ob du bereit bist, dich dem Fluss des Lebens anzuvertrauen – auch wenn du nicht weißt, wohin er dich trägt.

Wer eine Krise nicht als Scheitern begreift, sondern als Übergang, begegnet ihr mit einem anderen Herzen. Mit einem Herzen, das zittert, aber nicht verschlossen ist. Mit einem Herzen, das ahnt, dass Wandlung ein natürlicher Teil des Lebens ist. Vielleicht war es dieser Ruf, der dich an den Punkt geführt hat, an dem du jetzt stehst. Und vielleicht ist es kein Zufall, dass du beginnst, diesem Ruf zuzuhören. Du musst nicht wissen, wohin er dich führt. Du musst nur bereit sein, einen Schritt über die Schwelle zu setzen – in das unbekannte Land deiner eigenen Wandlung.

Und wenn du innehältst, vielleicht für einen Moment die Stille zulässt, wirst du es spüren: Das Leben ruft. Es ruft nicht mit lauten Stimmen oder dramatischen Gesten. Es ruft leise, aber unaufhörlich – wie ein stetiges Flüstern in deinem Inneren. Ein Ruf, der nicht drängt, aber auch nicht schweigt. Er sagt: „Da ist mehr. Da ist etwas in dir, das wachsen will. Etwas, das bereit ist, sich zu erinnern, wer du wirklich bist."

Dieses Rufen ist wie ein zarter Strom unter der Oberfläche, der dich sanft mitnimmt, wenn du dich ihm nicht entgegenstellst. Und obwohl es sanft klingt, ist es in seiner Bestimmtheit unerschütterlich. Es ist nicht aufzuhalten, weil es Teil des Lebens selbst ist. Der Ruf zur Wandlung gehört zu jedem Wesen, das fühlt, atmet und sich auf den Weg gemacht hat, sich selbst zu erkennen. Er ist ein Versprechen und eine Einladung zugleich – ein Hinweis darauf, dass es nicht um das Festhalten geht, sondern um das Loslassen in Richtung eines tieferen Selbst.

Oft hören wir diesen Ruf am deutlichsten, wenn alles um uns herum leiser wird, wenn das Außen nicht mehr übertönt, was im Inneren anklopft. Dann zeigen sich Sehnsüchte, die wir lange überhört haben. Träume, die wir vergessen wollten. Wahrheiten, die wir aus Angst vor Veränderung nicht aussprechen konnten. Doch in der Wandlung liegt kein Verlust, sondern Erinnerung. Erinnerung daran, dass wir Teil eines größeren Ganzen sind, das sich immer weiter entfaltet, und dass auch wir mitwachsen dürfen – nicht als Pflicht, sondern als natürlicher Ausdruck unseres Daseins.

Das Leben ruft dich nicht, weil du unvollständig bist. Es ruft dich, weil du bereit bist. Weil in dir ein Funke liegt, der leuchten möchte, und ein Pfad, der gegangen werden will.

Vielleicht ist es dieser Ruf, der dich still gemacht hat. Vielleicht ist es dieser Ruf, der dich lesen lässt, was du gerade liest. Er ist kein Aufruf zu radikalen Taten oder zu einem neuen Ich. Er ist der zarte Hinweis darauf, dass du längst unterwegs bist. Dass du nicht feststeckst, sondern auf dem Weg bist – getragen von etwas, das dich kennt, bevor du dich selbst erkennen konntest.

Und so beginnt Wandlung nicht mit einem großen Entschluss. Sie beginnt mit dem Lauschen. Mit dem Anerkennen, dass da etwas ist, das dich berührt. Etwas, das nicht erklärt werden will, sondern gelebt. Es genügt, dich diesem Ruf nicht zu verschließen. Alles Weitere geschieht – sanft, aber bestimmt.

Manchmal ist es nicht die große Entscheidung, die alles verändert, sondern ein leiser Gedanke, der zum ersten Lichtstrahl wird. Ein Impuls, kaum greifbar, aber deutlich spürbar – wie ein Atemzug, der frischer wirkt als die vorherigen. In Zeiten der Wandlung genügt oft ein einziger solcher Moment, um das innere Gleichgewicht zu verschieben und neue Wege zu öffnen. Diese ersten Impulse für einen Neubeginn kommen nicht immer aus dem Verstand. Sie steigen auf aus einer tieferen Schicht – aus jenem stillen Raum in dir, der noch unversehrt ist, auch wenn das Leben Wunden hinterlassen hat.

Ein solcher Impuls kann das Bedürfnis sein, wieder hinauszugehen, einen Baum zu berühren, barfuß über den Boden zu gehen. Es kann der Wunsch sein, einen alten Gedanken loszulassen oder eine neue Frage zuzulassen. Vielleicht ist es auch nur das stille Wissen: „Ich will mich nicht verlieren." Das reicht. Denn jeder Neubeginn braucht keinen fertigen Plan. Er braucht nur ein Ja – ein Ja zu dem, was kommen darf, ohne dass du schon weißt, wohin es dich führt.

Verändere nichts mit Gewalt. Lass dich berühren. Erlaube dir, achtsam zu sein mit den leisen Bewegungen in deinem Inneren. Achte auf das, was sich wiederholt in deinem Herzen meldet, auf die Bilder, die in deinen Gedanken aufsteigen, auf die kleinen Zeichen, die dich begleiten. Manchmal ist es ein Lied, manchmal ein Wort, manchmal ein stiller Moment, der dich erinnert: Du bist nicht am Ende. Du bist am Anfang von etwas Neuem.

Diese Impulse sind wie Samenkörner. Sie brauchen keine sofortige Umsetzung. Nur dein stilles Versprechen, ihnen Raum zu geben. Vielleicht möchtest du beginnen, dir regelmäßig Zeit zu nehmen, um nach innen zu lauschen. Vielleicht wächst in dir der Wunsch, dich wieder mit dem zu verbinden, was dich lebendig macht – der Natur, der Stille, dem Atem, dem Licht. Was auch immer es ist: Es ist richtig. Denn der Strom in dir kennt den Weg, auch wenn du ihn noch nicht sehen kannst.

Vertraue darauf, dass der erste Schritt kein großer sein muss. Ein Blick genügt. Ein Gedanke. Ein achtsames Innehalten. So beginnt Wandlung – nicht spektakulär, sondern sanft und zutiefst menschlich. Und das Leben antwortet. Immer. Denn es hat dich nie vergessen.

Übung: „Die Schwelle benennen"

Es gibt Momente, in denen wir spüren: Etwas geht zu Ende. Etwas Neues beginnt. Doch noch ist nichts klar. Nur dieses Dazwischen. Diese Schwelle.
Sie ist kein Ort der Antworten – sondern ein Ort des Spürens, des stillen Anerkennens. Diese Übung lädt dich ein, dieser Schwelle einen Namen zu geben. Damit du ihr begegnen kannst, ohne dich zu verlieren.

Was du brauchst:
- Einen ruhigen Ort
- Stift und Papier
- Etwas Zeit für dich – 10 bis 20 Minuten reichen oft aus
- Die Bereitschaft, nicht alles sofort verstehen zu müssen

Die Anleitung

1. Zur Ruhe kommen
Setze dich bequem hin. Schließe, wenn du magst, die Augen. Atme ein paar Mal tief und ruhig. Erlaube deinem Körper, weich zu werden – so als würdest du innerlich einen Schritt zurücktreten von allem, was gerade laut ist.
Erlaube dir für diesen Moment: „Ich muss nichts lösen. Ich darf nur da sein."

2. Spüre deinen Ort im Leben

Frage dich still: Wo stehe ich gerade? Nicht im äußeren Sinne – sondern in deinem Inneren.

Vielleicht spürst du einen Übergang, einen Bruch, eine Veränderung. Vielleicht fühlst du dich zwischen zwei Ufern.

Vertraue dem ersten leisen Gefühl, das sich zeigt – auch wenn es noch keinen Namen hat.

3. Was möchte gehen – was klopft an?

Nimm dir Zeit, zu spüren: Was möchte vielleicht zu Ende gehen in deinem Leben? Ein Lebensabschnitt, eine Haltung, eine Beziehung, ein Bild von dir selbst?

Und: Was klopft vielleicht leise an? Was will entstehen, auch wenn es noch zart und unförmig ist?

Lass diese beiden Fragen nebeneinander stehen. Es muss nichts entschieden werden. Es genügt, dass du da bist – in diesem Dazwischen.

4. Gib der Schwelle einen Namen

Nun nimm dein Notizbuch oder ein Blatt Papier. Und schreibe einen Satz:

„Ich stehe an der Schwelle zu…"

Vervollständige diesen Satz so ehrlich du kannst. Es kann konkret sein:

„Ich stehe an der Schwelle zu einem neuen Lebensort."

Oder ganz offen:
„Ich stehe an der Schwelle zu etwas, das ich noch nicht benennen kann.“

Du kannst auch mehrere Varianten schreiben. Spüre, welcher Satz dich innerlich berührt – auch wenn er Angst macht oder weh tut. Oft ist genau dieser der wichtigste.

5. Lies den Satz laut
Wenn du dich traust, lies den Satz leise oder laut vor. Wiederhole ihn. Spüre, wie es sich anfühlt, das auszusprechen. Vielleicht bemerkst du Widerstand, vielleicht Erleichterung. Beides darf sein.
Du musst nicht wissen, wie es weitergeht. Es reicht, dass du diesen Ort jetzt benannt hast.

6. Ein symbolischer Abschluss
Lege deine Notiz zur Seite. Wenn du magst, schließe noch einmal die Augen.
Stell dir vor, du stehst an einer Tür. Sie ist nicht verschlossen. Sie ist einfach da.
Du musst nicht hindurchgehen – nicht heute. Aber du weißt nun, dass sie da ist. Und dass du sie erkannt hast.

Integration im Alltag

Du kannst die Schwelle, die du benannt hast, in den kommenden Tagen im Herzen tragen – ohne Druck, ohne Eile. Manchmal hilft es, den Satz auf einen kleinen Zettel zu schreiben und ihn bei sich zu tragen oder sichtbar aufzuhängen.

Vielleicht verändert sich der Satz mit der Zeit. Vielleicht wird er klarer. Oder du entdeckst, dass du längst den ersten Schritt gemacht hast.

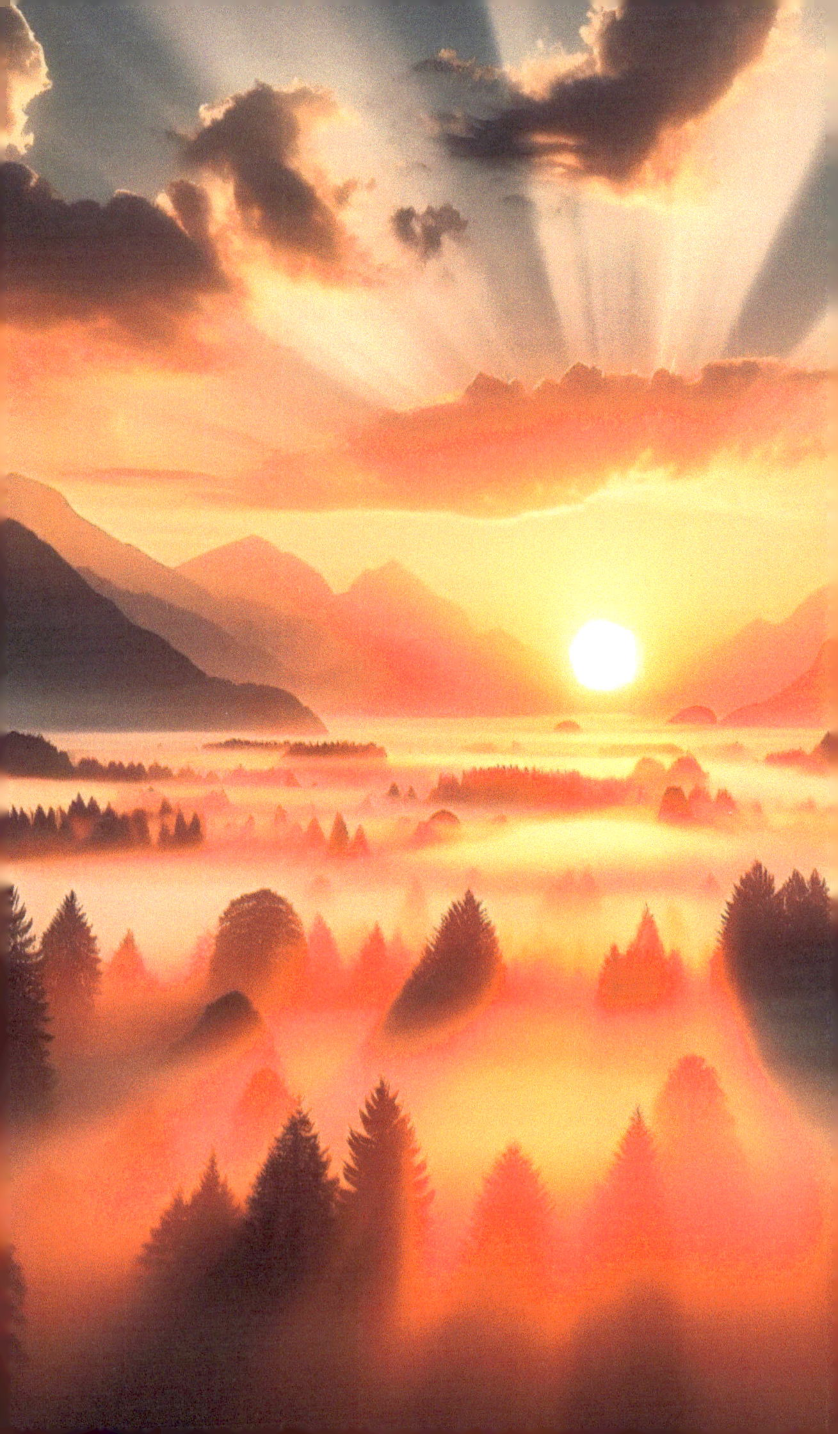

Das Licht am Morgen

Hoffnung ist nicht das große Versprechen am Horizont, das laut nach uns ruft. Sie ist leiser, zarter – ein inneres Aufleuchten, kaum spürbar vielleicht, aber von tiefem Wert. In dunklen Nächten erwartet man oft ein grelles Licht, das die Schatten vertreibt. Doch Hoffnung erscheint anders. Sie ist das kleine Licht, das nicht blendet, sondern wärmt. Sie spricht nicht in großen Worten, sondern flüstert in der Sprache des Herzens. Nicht als fernes Ideal, das man erreichen muss, sondern als etwas, das bereits in uns wohnt und sich in jenen Momenten zeigt, in denen wir einen Hauch von Frieden spüren – mitten im Schmerz, mitten im Zweifel.

Hoffnung wächst nicht aus dem Verdrängen, sondern aus dem Dasein mit allem, was ist. Sie wurzelt in der Anerkennung des Jetzt, so wie es ist – brüchig, schwer, manchmal unerträglich. Doch genau in diesem Anerkennen beginnt sie zu leuchten. Wie ein Schimmer am Morgenhimmel, bevor die Sonne aufgeht. Noch ist es Nacht, aber das Licht ist schon da. Es kündigt sich nicht durch Gewissheiten an, sondern durch eine innere Weichheit, eine kleine Bewegung im Innersten, die sagt: Vielleicht. Vielleicht ist nicht alles verloren. Vielleicht gibt es einen nächsten Schritt. Vielleicht bin ich nicht allein.

Dieses Aufleuchten ist keine Lösung, kein Ziel. Es ist ein inneres Erinnern daran, dass Leben sich immer neu formt. Dass Wandel möglich ist.

Dass inmitten der Erschöpfung ein Raum existiert, der noch heil ist – unversehrt von der Last der Tage. Dort wohnt Hoffnung. Nicht als Lüge. Nicht als Flucht. Sondern als sanfte Kraft, die dich atmen lässt, wenn alles andere eng wird. Sie ist nicht etwas, das du dir erschaffen musst, sondern etwas, das du zulassen darfst. Ein zarter Funke, der sagt: Du lebst. Noch immer. Und damit ist noch alles möglich.

Es gibt einen Moment im menschlichen Erleben, in dem der Schmerz alles zu durchdringen scheint – die Gedanken, das Herz, sogar das eigene Selbstbild. In solchen Zeiten erscheint es unmöglich, dass aus diesem Schmerz jemals etwas Gutes, Lebendiges oder gar Heilsames erwachsen könnte. Und doch liegt gerade darin ein uraltes Geheimnis verborgen: Dass der Schmerz, wenn wir ihm nicht mit Widerstand, sondern mit stiller Offenheit begegnen, nicht nur zerstört, sondern auch wandeln kann. Er ist kein Feind des Lebens – er ist Teil des Lebens. Und in seiner Tiefe, dort wo keine Worte mehr greifen, beginnt eine andere Kraft zu wirken: das Vertrauen.

Vertrauen ist nicht dasselbe wie Zuversicht. Es verlangt keine Beweise. Es fordert keine Garantien. Es ist wie ein stilles Wissen, das sich nicht aus Gedanken speist, sondern aus einer inneren, tiefen Erfahrung:

dass selbst aus den zerbrochensten Teilen unseres Daseins etwas Neues entstehen kann. Nicht weil wir es erzwingen, sondern weil das Leben selbst in seinem Wesen auf Wandlung ausgerichtet ist. In allem Lebendigen gibt es einen Strom, der nie ganz versiegt – auch wenn wir ihn nicht spüren. Und in der Stille nach dem Schmerz, wenn alles leer scheint, beginnt sich dieser Strom neu zu regen.

Wer in der Tiefe des Schmerzes verweilt und nicht flieht, sondern atmet, lauscht, verweilt, der wird manchmal Zeuge eines leisen Wunders. Aus der Asche alter Hoffnungen steigt eine neue Form des Lebens auf – fragil, noch unsicher, aber lebendig. Vielleicht nicht wie zuvor. Vielleicht nicht so, wie man es sich gewünscht hätte. Aber getragen von einer Weisheit, die tiefer reicht als jedes Verstehen.

Das Vertrauen in diese Möglichkeit ist kein Akt des Denkens, sondern ein inneres Sich-Überlassen an das, was größer ist als wir. Ein Einverständnis mit dem Fluss des Lebens, selbst wenn er uns durch enge, dunkle Schluchten führt. Dort geschieht Wandlung. Dort wächst neues Leben. Nicht trotz des Schmerzes, sondern durch ihn hindurch. Und wenn wir uns dafür öffnen, wird aus dem Dunkel kein Ende, sondern ein Anfang. Ein Anfang, der aus Wahrheit geboren ist.

Übung „Das leise Aufleuchten"

In Zeiten, in denen alles in Frage steht, in denen die Zukunft wie ein Nebel vor uns liegt, kann es geschehen, dass wir Hoffnung nur noch als Idee kennen – fern, abstrakt, vielleicht sogar leer. Diese Übung lädt dich dazu ein, Hoffnung nicht als Ziel zu begreifen, sondern als innere Regung. Als ein zartes Aufleuchten, das nicht laut ruft, sondern still da ist. Und das genau dann auftauchen kann, wenn wir aufhören zu suchen.

Was du brauchst:

- Einen Ort, an dem du für etwa 15 Minuten ungestört bist
- Ein Notizbuch oder ein Blatt Papier und einen Stift
- Optional: Eine Kerze oder ein kleines Lichtsymbol

Die Anleitung

1. Ein stiller Anfang

Setze dich bequem hin. Lege deine Hände locker ab. Wenn du möchtest, zünde eine Kerze an oder stelle ein kleines Licht in deine Nähe – als stilles Symbol für das, was in dir aufleuchten darf.
Schließe die Augen oder senke deinen Blick. Atme ruhig ein und aus. Gib dir Zeit, ganz anzukommen.

2. Spüre in dich hinein

Lenke deine Aufmerksamkeit nach innen. Du musst nichts finden, nichts benennen. Lass deine Gedanken kommen und gehen.

Erlaube dir, einfach zu sein – mit allem, was gerade in dir lebt. Vielleicht ist da Müdigkeit. Vielleicht Unsicherheit. Vielleicht ein leiser Wunsch nach Veränderung.

3. Erinnere dich an ein leises Aufleuchten

Frage dich nun – ohne zu grübeln, eher wie ein leises Lauschen:

„Gab es in letzter Zeit einen Moment, der sich anfühlte wie ein kleiner Lichtpunkt?"

Das kann ein flüchtiger Gedanke gewesen sein, ein Blick aus dem Fenster, ein stiller Moment am Morgen, ein Satz von jemandem, ein Duft, ein Klang – etwas, das dich für einen Herzschlag lang berührt hat.

Du musst es nicht bewerten. Es geht nicht um große Offenbarungen. Nur um ein kleines Aufleuchten. Vielleicht ganz unscheinbar. Aber da.

4. Halte den Moment fest

Wenn dir ein solcher Moment in den Sinn kommt – halte ihn fest. Nicht mit Druck, sondern mit Zärtlichkeit.

„Was war da?"
„Wie hat sich dieser Moment angefühlt?"
„Welche Qualität hatte dieses Aufleuchten?"

Wenn dir kein Moment einfällt – auch das ist in Ordnung. Dann kannst du dir einfach vorstellen, wie es sich anfühlen könnte, wenn in dir ein kleiner Funke aufleuchtet. Vielleicht wie Wärme. Vielleicht wie ein leiser Trost.

5. Schreibe einige Sätze

Nimm nun dein Notizbuch oder ein Blatt zur Hand. Schreibe in wenigen einfachen Sätzen auf, was du erinnert oder gespürt hast.
Es kann beginnen mit:

„Ein Lichtpunkt für mich war…"

„Ich erinnere mich an…"

„Es war nur ein kleiner Moment, aber…"

„Dieses Leuchten war…"

Es geht nicht um Schönheit der Sprache. Nur um Echtheit.

6. Sprich dir leise Hoffnung zu

Lege nach dem Schreiben deine Hand sanft auf dein Herz oder auf deine Mitte. Sprich – laut oder innerlich – einen einfachen, leisen Satz der Hoffnung. Zum Beispiel:

„Ich erlaube mir, an das Leuchten in mir zu glauben. Auch wenn es klein ist – es ist da. Ich bin bereit, das Licht zu empfangen, das mich trägt."

Wähle die Worte, die sich stimmig anfühlen. Du kannst auch deine eigenen Sätze formulieren.

7. Abschluss in Stille

Verweile noch einen Moment in Stille. Vielleicht mit geschlossenen Augen. Spüre das Licht der Kerze – oder das Licht, das du gerade erinnert hast.
Wenn du magst, lösche die Kerze am Ende als Zeichen, dass das Licht nun nicht mehr vor dir, sondern in dir weiterwirkt.

Hinweis für den Alltag

Du kannst diese Übung auch in Kurzform praktizieren – indem du dir abends nur eine Minute nimmst, um dich zu fragen:
„Gab es heute ein leises Aufleuchten?"
Je öfter du diese Frage stellst, desto leichter wird es, das Licht im Unscheinbaren zu entdecken.

Diese Übung ist keine Technik zur Selbstoptimie-
rung. Sie ist eine stille Geste des Erinnerns. Eine
zarte Rückverbindung mit etwas in dir, das vielleicht längst auf dich wartet.
Ein Funke. Ein erster Lichtstrahl.
Ein leises Aufleuchten – genau dort, wo du bist.

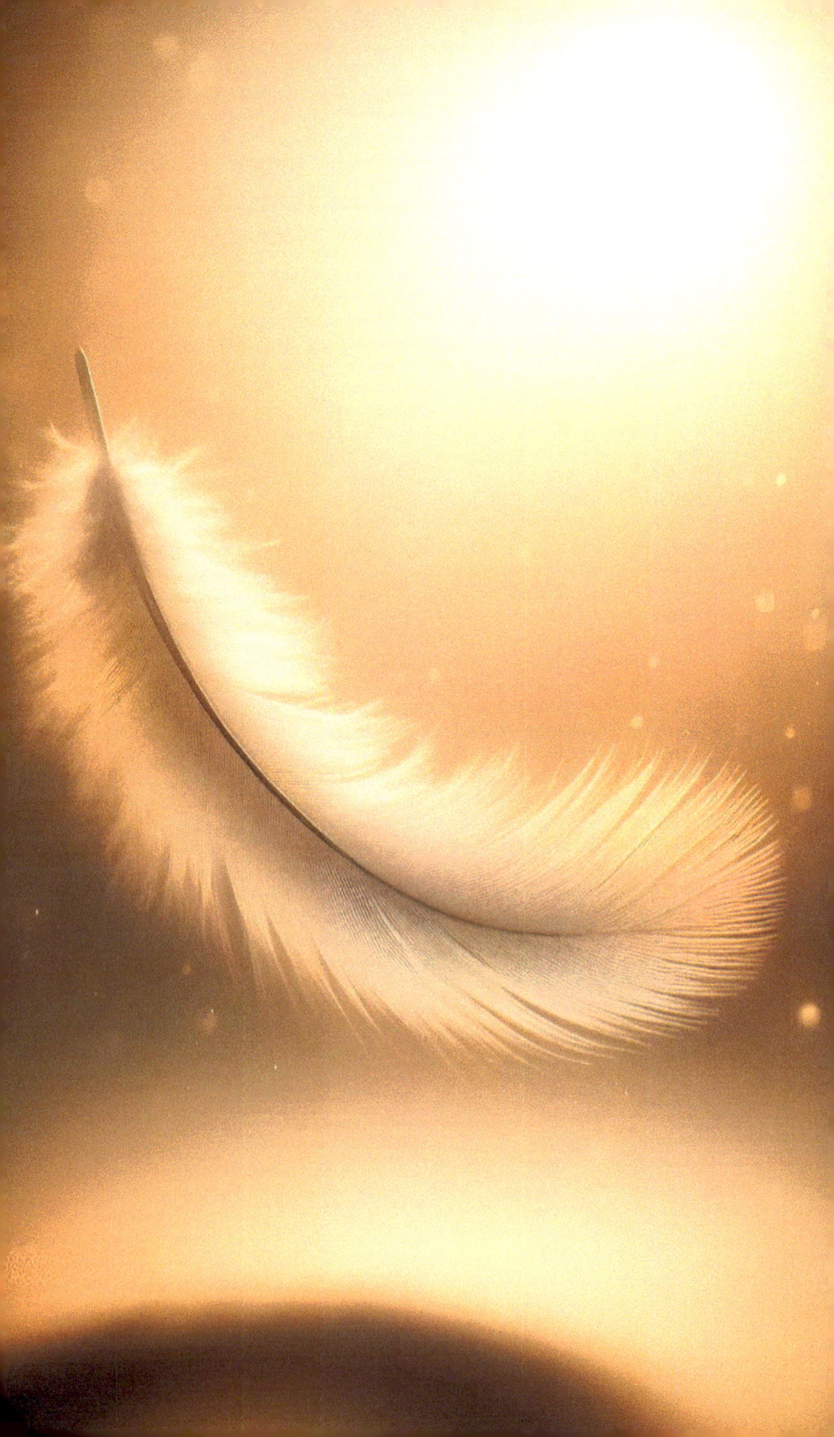

Ein
stiller Segen

Möge dein Weg sanft sein, auch wenn er durch unwegsames Gelände führt. Mögest du spüren, dass du getragen wirst – von einer Kraft, die nicht nach Namen fragt und doch in allem gegenwärtig ist. Wenn du gehst, geh mit offenen Augen, aber auch mit einem offenen Herzen. Nimm die Stille mit dir wie einen treuen Gefährten, und vergiss nicht: Selbst wenn du dich verloren glaubst, ist der Strom des Lebens noch immer da. Er trägt dich – auch in der Tiefe, auch in der Dunkelheit, auch dort, wo du keinen Halt mehr zu finden scheinst.

Du musst nicht alles verstehen, um weiterzugehen. Du musst nicht stark sein, um gehalten zu werden. Es genügt, wenn du atmest. Es genügt, wenn du hörst. Und irgendwann, ganz leise, wirst du spüren, dass da etwas antwortet. Vielleicht nicht in Worten. Vielleicht nur als ein warmer Hauch, als ein friedvolles Aufleuchten in deinem Innern. Aber du wirst wissen: Du bist nicht allein. Du warst es nie.

Und so geh weiter – nicht als jemand, der alle Antworten kennt, sondern als jemand, der bereit ist zu lauschen. Geh weiter – nicht mit Eile, sondern mit Achtsamkeit, denn jede Erfahrung, jedes Gefühl, jede Begegnung ist Teil des Weges, der nur dir gehört. Und dieser Weg, so eigen er auch ist, mündet in ein Größeres, das dich willkommen heißt. Immer.

Mögest du der Stimme in dir vertrauen, die dich ruft – manchmal kaum hörbar, manchmal wie ein helles Leuchten. Mögest du dich erinnern: Du bist Teil von etwas Weitgreifendem, das dich durchdringt und nährt, das du vielleicht nie ganz fassen, aber stets fühlen kannst.

Und möge dein Herz – trotz allem – immer wieder aufblühen. Inmitten der Stille. Inmitten des Lebens. Inmitten der Strömung, die dich trägt.

Über den Autor:

Markus Weller, geboren 1977 in Fulda, widmet sich seit vielen Jahren intensiv spirituellen und naturverbundenen Themen. Mit einem akademischen Hintergrund in Klassischer Archäologie und katholischer Theologie verbindet er wissenschaftliche Ansätze mit alternativen Heilmethoden und naturspirituellen Konzepten. Nach einer Seelsorgeausbildung war er mehrere Jahre als seelsorglicher Begleiter in der Seniorenbetreuung tätig und engagierte sich ehrenamtlich in der allgemeinen Seelsorge.

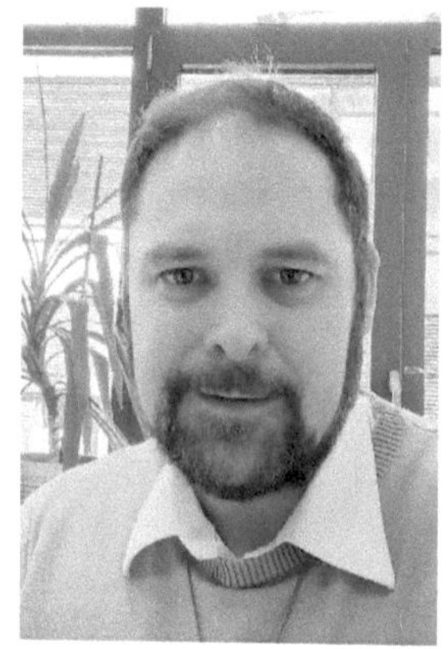

Heute ist Markus Weller als Honorardozent an verschiedenen Bildungsinstituten tätig, gibt Seminare und Workshops zu naturspirituellen Themen und ist gewählter Erster Druide des Druidenordens „ Freundeskreis Druidenweg ". Mit seinem fundierten Wissen und praxisnahen Erfahrungen begleitet er Menschen auf ihrem individuellen spirituellen Weg.

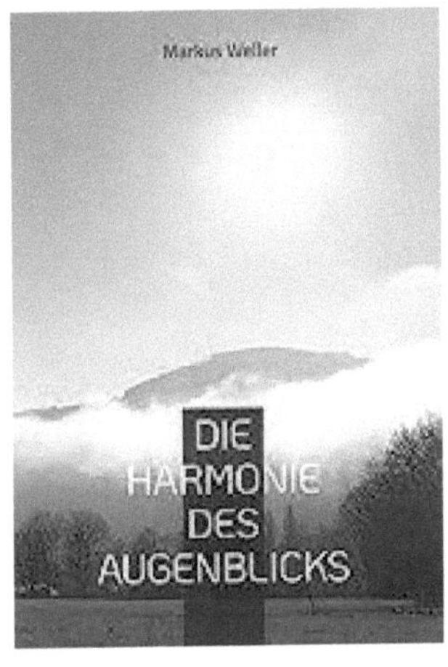

In einer Zeit der gelebten Hektik und des allgengewärtigen Stresses ist das Buch "Die Harmonie des Augenblicks" dein praktischer Begleiter für mehr innere Ruhe, Resilienz und Lebensfreude. Mit einfachen Übungen und inspirierenden Impulsen zeigt dir dieses Buch, wie du den hektischen Anforderungen des modernen Lebens gelassen begegnest und jeden Moment bewusster erlebst. Entdecke, wie kleine Rituale und achtsame Techniken deinen Alltag verwandeln und dir helfen, Stress abzubauen und dich wieder mit dir selbst und der Natur zu verbinden.